Psoriasis natürlich behandeln

So lindern Sie Ihre Schuppenflechte auch ohne Chemie

KARL INGRAM

I0479554

INHALTSVERZEICHNIS

Vorwort

Seit nunmehr rund 25 Jahren schlage ich mich mit der Schuppenflechte herum. Angefangen hat es mit einem Flecken auf der Stirn und in ganz schlimmen Zeiten waren bis zu einem Viertel meiner Haut davon betroffen. Ich habe Behandlungen in Krankenhäusern, die Einnahme von „Biologika" (inklusive der Teilnahme an einer Studie) hinter mir und natürlich kenne ich auch die verschiedenen Kortison-Cremes.

Doch irgendwann vor einigen Jahren hatte ich beschlossen, mich auf natürlichem Wege um die Sache zu kümmern. Ständig Medikamente einzunehmen und solche Cremes aufzutragen, die aber auch mit einigen Nebenwirkungen einhergehen, musste einfach nicht sein. Und so habe ich mit der Zeit einige sehr interessante und wirksame Ansätze und Möglichkeiten gefunden, die zumindest für mich persönlich einen adäquaten Ersatz für die Produkte von Big Pharma darstellen.

Dankbar bin ich dabei auch für die mit mir geteilten Erfahrungen von Leidensgenossen, die teils unabhängig von mir und teils auf Basis meiner Empfehlungen gute Erfolge mit natürlichen, pflanzlichen Heilmitteln erzielt haben. Dabei gilt zu beachten, dass jeder Körper anders auf die jeweiligen natürlichen Hilfsmittel reagiert und es niemals verkehrt ist, zuvor mit dem Hausarzt und/oder einem Dermatologen zu sprechen. Denn auch natürliche Mittel können Neben- und Wechselwirkungen haben, auf die man achten sollte.

Meiner persönlichen Erfahrungen nach ist es dabei auch besonders hilfreich, eine Mischung aus interner und externer Anwendung verschiedener natürlicher Mittel zu setzen. Immerhin handelt es sich bei der Psoriasis um eine Autoimmunerkrankung, die man effektiver bei einer Kombination aus innerlicher und äußerlicher Behandlung bekämpft. Im Grunde genommen helfen jene Mittelchen die man einnimmt dem Körper dabei, neue Ausbrüche bzw. neue Ausbruchsstellen der Flechte zu verhindern, während die äußerliche Anwendung die bereits schon vorhandenen Stellen versorgen und dabei helfen, diese wieder abheilen zu lassen.

Alles in Allem hoffe ich darauf, dass ich mit diesem Buch weiteren Leidensgenossen dabei helfen kann, die Krankheit in den Griff zu bekommen und ein normales, befreites Leben zu führen. Mir ist es Dank der Kombination aus mehreren natürlichen Helferlein mittlerweile gelungen, die Schuppenflechte sehr gut zu kontrollieren und bis auf ein paar ab und an auftretende „Spots" keine größeren Probleme mehr damit zu haben.

Welche Strategien – insbesondere anhand meiner persönlichen Erfahrungen – besonders erfolgreich sind, werde ich Ihnen natürlich auch verraten.

Herzlichst, Ihr

Karl Ingram

Warum natürliche Heilmethoden bei Psoriasis?

Psoriasis bzw. Schuppenflechte ist eine chronische Hautkrankheit, die insbesondere durch Entzündungen und unschöne und oftmals juckende Hautveränderungen gekennzeichnet ist. Die Behandlung von Psoriasis kann durchaus sehr schwierig sein, und obwohl pharmazeutische Präparate wie Kortison-Cremes und Biologika häufig zur Linderung der oftmals sehr unangenehmen Symptome eingesetzt werden, gibt es auch natürliche Heilmethoden, die oft eine wirksame Alternative darstellen können.

Eine der wichtigsten Gründe, warum man auf natürliche Heilmethoden bei der Behandlung von Psoriasis setzen sollte, sind die Nebenwirkungen von pharmazeutischen Präparaten. Kortison-Cremes, die häufig zur Behandlung von Psoriasis eingesetzt werden, können langfristig zu einer Verdünnung der Haut und zur Bildung von Dehnungsstreifen führen. Darüber hinaus können sie auch das Immunsystem schwächen, was das Risiko von Infektionen erhöht. Biologika, eine neuere Art von Medikamenten zur Behandlung von Psoriasis, können ebenfalls schwerwiegende Nebenwirkungen haben. Sie können das Risiko von schweren Infektionen erhöhen und auch das Krebsrisiko erhöhen.

Im Gegensatz dazu haben natürliche Heilmethoden oft weniger Nebenwirkungen und können auch dazu beitragen, die Symptome von Psoriasis zu lindern. Eine der beliebtesten natürlichen Heilmethoden bei Psoriasis ist die Verwendung von Heilpflanzen. Verschiedene Heilpflanzen haben entzündungshemmende, beruhigende und heilende Eigenschaften, die bei Psoriasis helfen können. So wurde beispielsweise nachgewiesen, dass Aloe Vera Gel bei der Linderung von Psoriasis-Symptomen wie Juckreiz und Schmerzen helfen kann. Andere Heilpflanzen wie Teebaumöl, Kamille und Ringelblume können ebenfalls helfen, die Symptome von Psoriasis zu lindern.

Eine weitere natürliche Heilmethode bei Psoriasis ist die Ernährung. Es wurde gezeigt, dass bestimmte Lebensmittel die Entzündungsreaktionen im Körper reduzieren können, die Psoriasis verursachen. So können Omega-3-Fettsäuren in Fischöl Entzündungen im Körper reduzieren und somit dazu beitragen, die Symptome von Psoriasis zu lindern. Auch Antioxidantien in Obst und Gemüse können dazu beitragen, die Entzündungsreaktionen im Körper zu reduzieren.

Darüber hinaus können Entspannungsübungen und Bewegung auch dazu beitragen, die Symptome von Psoriasis zu lindern. Stress kann ein wichtiger Auslöser von Psoriasis sein, und Entspannungsübungen wie Yoga, Meditation und Progressive Muskelentspannung können dazu beitragen, Stress abzubauen. Regelmäßige Bewegung kann auch dazu beitragen, den Stresspegel zu senken und gleichzeitig das Immunsystem zu stärken.

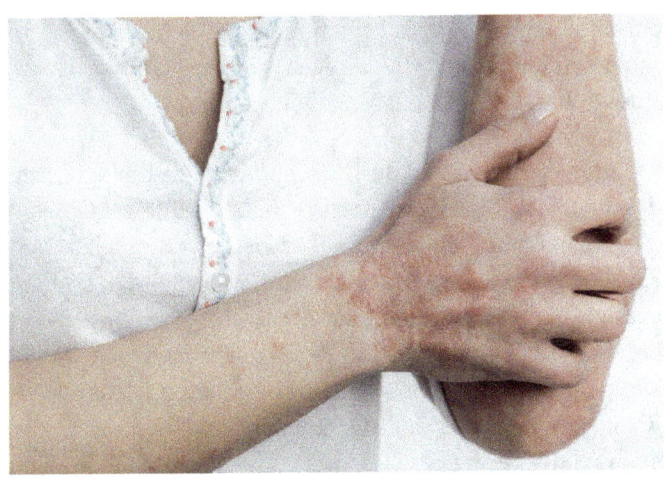

Neben den Vorteilen von natürlichen Heilmethoden gibt es auch Bedenken hinsichtlich der Sicherheit und Wirksamkeit von pharmazeutischen Präparaten. Biologika sind beispielsweise eine relativ neue Art von Medikamenten, die bei der Behandlung von Psoriasis eingesetzt werden. Sie werden normalerweise als Injektionen verabreicht und wirken, indem sie gezielt die Entzündungsprozesse im Körper hemmen, die Psoriasis verursachen. Obwohl Biologika bei vielen Patienten sehr wirksam sind, gibt es auch Bedenken hinsichtlich ihrer Sicherheit und möglicher Nebenwirkungen.

Eine der wichtigsten Bedenken bei der Verwendung von Biologika ist, dass sie das Immunsystem des Körpers beeinflussen. Da Biologika auf gezielte Weise in den Entzündungsprozess eingreifen, können sie auch das Immunsystem des Körpers schwächen. Dies kann dazu führen, dass der Körper anfälliger für Infektionen wird, einschließlich schwerer Infektionen wie Tuberkulose und Lungenentzündung. In einigen Fällen können diese Infektionen sogar lebensbedrohlich sein.

Ein weiteres Risiko der Verwendung von Biologika ist, dass sie das Risiko von Krebs erhöhen können. Obwohl die genauen Zusammenhänge zwischen Biologika und Krebs nicht vollständig geklärt sind, haben einige Studien gezeigt, dass Menschen, die Biologika verwenden, ein höheres Risiko für bestimmte Arten von Krebs haben können. Es ist jedoch wichtig zu beachten, dass dieses Risiko im Vergleich zur allgemeinen Bevölkerung immer noch relativ gering ist.

Darüber hinaus können Biologika auch andere Nebenwirkungen haben, wie zum Beispiel Hautausschläge, Schmerzen an der Injektionsstelle, Kopfschmerzen und Übelkeit. Einige Patienten können auch allergische Reaktionen auf Biologika entwickeln, die schwerwiegend sein können.

Es ist wichtig zu betonen, dass nicht jeder, der Biologika verwendet, diese Nebenwirkungen erlebt. Viele Patienten vertragen Biologika gut und haben keine ernsthaften Nebenwirkungen. Dennoch sollten Patienten, die Biologika verwenden, über die möglichen Risiken und Nebenwirkungen informiert sein und eng mit ihrem Arzt zusammenarbeiten, um ihre Behandlung zu überwachen und mögliche Probleme zu erkennen.

Psoriasis verstehen

Was ist Psoriasis?

Psoriasis oder Schuppenflechte ist eine chronische Hauterkrankung, die sich durch rote, schuppige, juckende Hautstellen auszeichnet. Die Erkrankung betrifft etwa 2-3 Prozent der Bevölkerung und kann in jedem Alter auftreten, wobei sie am häufigsten zwischen dem 20. und 40. Lebensjahr auftritt. Dabei gilt: Ist sie einmal ausgebrochen, wird man sie in der Regel nur sehr schwer wieder los.

Die genauen Ursachen für Psoriasis sind noch nicht vollständig geklärt, aber es wird angenommen, dass eine Kombination aus genetischen und Umweltfaktoren eine Rolle spielt. Es gibt zudem auch bestimmte Gene, die das Risiko für Psoriasis erhöhen können. Eine Studie hat gezeigt, dass etwa ein Drittel der Menschen mit Psoriasis einen Verwandten ersten Grades mit der Erkrankung haben.

Es gibt auch einige Umweltfaktoren, die Psoriasis auslösen oder verschlimmern können. Dazu gehören unter anderem auch Stress, Alkoholkonsum, Rauchen und bestimmte Medikamente. Auch Infektionen wie Streptokokken-Infektionen können eine Psoriasis auslösen oder verschlimmern.

Bei Psoriasis kommt es zu einer Überproduktion von Hautzellen. Normalerweise erneuern sich die Hautzellen alle 28 Tage. Bei der Schuppenflechte geschieht dies jedoch innerhalb von nur 4-6 Tagen. Dadurch kommt es schlussendlich zu einer Ansammlung von abgestorbenen Hautzellen, die eine schuppige, juckende Oberfläche auf der Haut bilden.

Die genauen Mechanismen hinter der Überproduktion von Hautzellen sind noch nicht vollständig verstanden, aber es wird angenommen, dass das Immunsystem eine Rolle spielt. Bei Psoriasis greift das Immunsystem fälschlicherweise gesunde Hautzellen an, was zu Entzündungen und einer erhöhten Produktion von Hautzellen führt. Auch eine Überproduktion von Entzündungsbotenstoffen wie TNF-alpha und Interleukin-6 kann bei Psoriasis eine Rolle spielen.

Darüber hinaus gibt es auch eine Beteiligung von T-Zellen und dendritischen Zellen. Diese Zellen spielen eine wichtige Rolle bei der Immunabwehr, aber bei Psoriasis scheinen sie eine überschießende Reaktion zu haben, die zur Entstehung der Erkrankung beiträgt. T-Zellen sind eine Art von weißen Blutkörperchen, die im Immunsystem eine wichtige Rolle bei der Abwehr von Krankheitserregern und anderen Bedrohungen spielen. In Menschen mit Psoriasis können T-Zellen jedoch auch dazu beitragen, dass das Immunsystem gegen gesunde Hautzellen in der Haut reagiert und Entzündungen verursacht.

Bei Psoriasis sind T-Zellen überaktiv und produzieren entzündliche Zytokine, die die Produktion von Hautzellen anregen und zur Entzündung der Haut führen. Konkret produzieren T-Zellen in der Haut von Menschen mit Psoriasis in erhöhtem Maße Zytokine wie TNF-alpha, Interleukin-17 (IL-17) und Interleukin-23 (IL-23).

TNF-alpha ist ein entzündlicher Botenstoff, der bei Psoriasis in der Haut freigesetzt wird. Es spielt eine Rolle bei der Entzündung und fördert die Produktion von Hautzellen. Medikamente, die TNF-alpha blockieren, wie Etanercept oder Adalimumab, können daher bei der Behandlung von Psoriasis wirksam sein.

IL-17 ist ein weiteres Zytokin, das bei Psoriasis in der Haut freigesetzt wird. Es fördert die Entzündung und die Produktion von Hautzellen. Es gibt Medikamente, die gegen IL-17 gerichtet sind, wie Secukinumab oder Ixekizumab, die bei der Behandlung von Psoriasis helfen können.

IL-23 ist ein Zytokin, das die Produktion von IL-17 stimuliert. Es spielt eine wichtige Rolle bei der Entstehung von Psoriasis, indem es die Aktivierung von T-Zellen und die Produktion von entzündlichen Zytokinen fördert. Es gibt Medikamente, die gegen IL-23 gerichtet sind, wie Guselkumab oder Risankizumab, die bei der Behandlung von Psoriasis helfen können.

Die Auswirkungen von Psoriasis auf den Körper können von Person zu Person unterschiedlich sein. Die meisten Menschen mit Psoriasis haben jedoch rote, schuppige Flecken auf der Haut, die oft jucken oder schmerzen können. Diese Flecken können sich überall am Körper befinden, einschließlich der Kopfhaut, des Gesichts, der Hände, der Füße und der Genitalien. In einigen Fällen können die Flecken auch schmerzhaft sein und bluten.

Doch auch diverse Pflanzen enthalten Wirkstoffe, die gegen TNF-alpha und andere Inflammatoren wirken. Darunter beispielsweise Kurkuma, Grüner Tee, Ingwer und Ginkgo bilboa. Doch darüber werde ich Ihnen in den folgenden Kapiteln mehr erzählen. Wichtig ist nur, dass Sie Folgendes wissen: Anstelle von teuren Medikamenten (oder auch in Ergänzung zu diesen) können Sie sich auch mit entsprechenden Pflanzen bzw. pflanzlichen Extrakten helfen. Doch wie schon im Vorwort gesagt: Ziehen Sie dabei bitte stets auch einen Arzt des Vertrauens zu Rate. Es gibt viele Ärzte, die auch auf die heilende bzw. unterstützende Wirkung aus der Pflanzenwelt vertrauen.

Arten von Psoriasis

Psoriasis ist eine chronische Autoimmunerkrankung, die die Haut betrifft und in verschiedenen Formen auftreten kann. Die verschiedenen Arten der Schuppenflechte unterscheiden sich hauptsächlich durch das allgemeine Aussehen und durch die Lokalisation der Hautveränderungen. Dementsprechend unterschiedlich werden sie auch medizinisch behandelt, um auf die Eigenheiten besser einzugehen.

Im Folgenden werden die häufigsten Formen von Psoriasis beschrieben:

Plaque-Psoriasis: Diese Form der Psoriasis ist die häufigste und betrifft etwa 80 bis 90% der Menschen mit Psoriasis. Es zeichnet sich durch erhabene, schuppige und rötliche Hautläsionen aus, die meist an den Ellbogen, Knien, am unteren Rücken und an der Kopfhaut auftreten. Die Hautläsionen können jucken oder schmerzen und oft fühlen sich die betroffenen Stellen dick und fest an.

Guttata-Psoriasis: Diese Form tritt typischerweise bei Kindern und jungen Erwachsenen auf und wird oft durch eine bakterielle Infektion ausgelöst. Es zeigt sich durch kleine, rötliche und schuppige Flecken, die meist am Rumpf, an den Armen oder Beinen auftreten. Die Flecken können sich schnell ausbreiten und in einigen Fällen können sie auch jucken.

Invers-Psoriasis: Bei dieser Form der Psoriasis sind die betroffenen Hautbereiche meist in Hautfalten, wie z.B. in der Leiste, unter den Achselhöhlen oder unter den Brüsten, zu finden. Die Hautläsionen sind meistens glänzend, rötlich und können nässen. Invers-Psoriasis kann aufgrund der Empfindlichkeit der betroffenen Hautbereiche besonders unangenehm sein.

Pustulöse Psoriasis: Diese Form der Psoriasis ist selten und tritt typischerweise bei Erwachsenen auf. Die Hautläsionen sind mit eitrigem Sekret gefüllte Bläschen und können sich schnell ausbreiten. Die betroffenen Hautbereiche können schmerzhaft sein und in einigen Fällen können auch Fieber und Müdigkeit auftreten.

Erythrodermische Psoriasis: Diese Form der Psoriasis ist selten, aber schwerwiegend. Die Hautläsionen bedecken normalerweise den größten Teil des Körpers und sind sehr entzündet. Die Haut kann schmerzen, jucken und brennen und es kann auch zu Fieber und Schüttelfrost kommen.

Nagel-Psoriasis: Diese Form der Psoriasis betrifft die Nägel der Finger und Zehen. Die Nägel können sich verdicken, brüchig werden, verfärben oder sich von ihrem Nagelbett lösen. In einigen Fällen kann Nagelpsoriasis auch schmerzhaft sein und die Beweglichkeit der Finger und Zehen beeinträchtigen.

Doch das ist noch nicht alles. Die Schuppenflechte kann auch mit weiteren gesundheitlichen Beschwerden einher gehen. Zum Beispiel mit der Psoriasis-Arthritis, die sehr schmerzhaft sein kann.

Psoriasis-Arthritis ist eine Form von entzündlicher Arthritis, die bei Menschen mit Psoriasis auftreten kann. Es ist eine Autoimmunerkrankung, bei der das Immunsystem fehlgeleitet wird und körpereigene Gelenke und Hautzellen angreift. Dabei können verschiedene Gelenke betroffen sein, einschließlich der Finger und Zehen, der Wirbelsäule, des Knies oder der Hüfte.

Die Symptome von Psoriasis-Arthritis können je nach Person variieren und reichen von milden bis zu schweren Gelenkentzündungen. Zu den Symptomen gehören Schmerzen, Steifigkeit und Schwellung der Gelenke sowie Müdigkeit und allgemeine Gliederschmerzen. Es kann auch zu einer Verformung der Gelenke kommen, was langfristige Einschränkungen in der Mobilität und Beweglichkeit verursachen kann.

Die Diagnose von Psoriasis-Arthritis erfolgt in der Regel durch einen Rheumatologen, der verschiedene klinische Symptome, Labortests und bildgebende Untersuchungen berücksichtigt. Die Behandlung von Psoriasis-Arthritis kann medikamentös erfolgen, einschließlich nichtsteroidaler Entzündungshemmer (NSAIDs), krankheitsmodifizierender Antirheumatika (DMARDs) und Biologika. Darüber hinaus können auch Physiotherapie und Ergotherapie zur Linderung der Symptome beitragen.

Menschen mit Psoriasis haben ein höheres Risiko für verschiedene gesundheitliche Probleme, die über die Hauterkrankung hinausgehen. Hier sind einige Beispiele:

Herz-Kreislauf-Erkrankungen: Psoriasis erhöht das Risiko für Herz-Kreislauf-Erkrankungen wie Arteriosklerose, Herzinfarkt und Schlaganfall. Die Entzündungen, die mit Psoriasis verbunden sind, können die Blutgefäße beeinträchtigen und zu Verengungen oder Verstopfungen führen.

Stoffwechselerkrankungen: Psoriasis erhöht das Risiko für Stoffwechselerkrankungen wie Diabetes, Fettleibigkeit und hoher Blutdruck. Diese Erkrankungen werden häufig als "metabolisches Syndrom" bezeichnet und können das Risiko für Herz-Kreislauf-Erkrankungen weiter erhöhen.

Psychische Probleme: Psoriasis kann das Selbstwertgefühl und die Lebensqualität beeinträchtigen, was zu Depressionen, Angstzuständen und anderen psychischen Problemen führen kann.

Augenprobleme: Einige Menschen mit Psoriasis können Augenprobleme entwickeln, wie z. B. Bindehautentzündung oder Uveitis.

Lebererkrankungen: Eine kleine Anzahl von Menschen mit Psoriasis entwickelt Lebererkrankungen wie nicht-alkoholische Fettlebererkrankungen.

Krebs: Obwohl das Risiko für Krebs bei Menschen mit Psoriasis insgesamt nicht höher ist als bei der Allgemeinbevölkerung, haben einige Studien gezeigt, dass das Risiko für bestimmte Krebsarten, wie z. B. Hautkrebs, leicht erhöht sein kann.

Es ist wichtig, dass Menschen mit Psoriasis eng mit ihrem Arzt zusammenarbeiten, um diese möglichen gesundheitlichen Probleme zu überwachen und zu behandeln. Eine gute Selbstpflege, einschließlich regelmäßiger Haut- und Gesundheitsuntersuchungen, kann dazu beitragen, das Risiko für diese Probleme zu reduzieren.

Ursachen und Auslöser von Psoriasis

Die Schuppenflechte ist eine chronische entzündliche Hauterkrankung, deren genaue Ursache unbekannt ist. Es gibt jedoch eine Reihe von höchst unterschiedlichen Faktoren, die (als sogenannte „Trigger" auch zur Entstehung und ebenso zur Verschlechterung von Psoriasis beitragen können. In diesem Abschnitt werden einige der wichtigsten Ursachen und Auslöser von Psoriasis erläutert.

Genetik: Psoriasis hat eine starke genetische Komponente, was bedeutet, dass sie in Familien vorkommen kann. Eine Person mit einem betroffenen Elternteil hat ein höheres Risiko, Psoriasis zu entwickeln als eine Person ohne betroffenen Elternteil. Wenn beide Elternteile davon betroffen sind, ist die Wahrscheinlichkeit noch viel größer. Mehrere Gene wurden mit Psoriasis in Verbindung gebracht, und es wird angenommen, dass eine Kombination von Genen an der Entstehung der Krankheit beteiligt ist.

Immunsystem: Bei Psoriasis handelt es sich um eine Autoimmunerkrankung, bei der das Immunsystem des Körpers gesunde Hautzellen als fremd ansieht und sie angreift. Bei Menschen mit Psoriasis sind T-Zellen, eine Art von Immunzelle, überaktiv, was zu einer Entzündungsreaktion führt, die zur Entstehung der Symptome beiträgt.

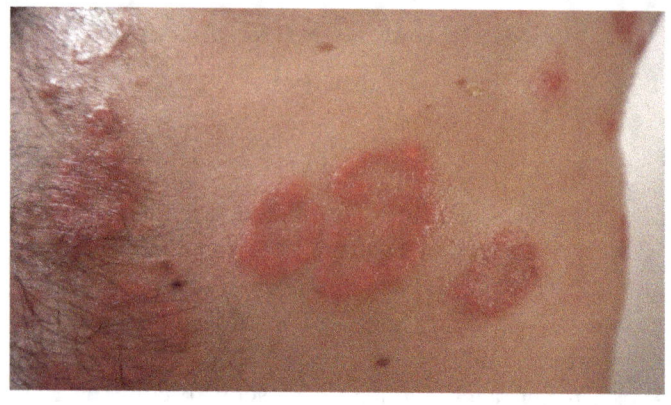

Umweltfaktoren: Es gibt mehrere Umweltfaktoren, die Psoriasis auslösen oder verschlimmern können, einschließlich Infektionen (insbesondere durch Streptokokken), Rauchen, Alkoholkonsum und Stress. Es wird vermutet, dass diese Faktoren die Aktivität des Immunsystems beeinflussen und somit die Entstehung von Psoriasis beeinflussen können.

Hautverletzungen: Bei einigen Menschen kann eine Verletzung der Haut, wie ein Schnitt, ein Insektenstich oder eine Verbrennung, eine Psoriasis auslösen oder verschlimmern. Dies wird als Koebner-Phänomen bezeichnet. Das Koebner-Phänomen, auch bekannt als isomorphe Reaktion, ist ein Phänomen, bei dem sich eine Psoriasis-Hautläsion an einer Stelle bildet, an der eine Verletzung, ein Trauma oder eine Hautirritation aufgetreten ist. Die betroffene Stelle kann ein Bereich sein, an dem eine Injektion, ein Schnitt, ein Kratzer oder ein Sonnenbrand aufgetreten ist.

Medikamente: Einige Medikamente können Psoriasis auslösen oder verschlimmern, einschließlich Lithium (Lithium wird hauptsächlich zur Behandlung von bipolarer Störung eingesetzt, kann aber auch zur Behandlung von Depressionen, bestimmten Formen von Kopfschmerzen und anderen psychiatrischen Erkrankungen eingesetzt werden), Betablocker, Antimalariamittel und bestimmte entzündungshemmende Medikamente.

Hormone: Hormone können auch eine Rolle bei der Entstehung von Psoriasis spielen. Einige Frauen erleben zum Beispiel während der Schwangerschaft oder nach der Menopause eine Verbesserung ihrer Psoriasis-Symptome, während andere Frauen während ihrer Menstruation oder während der Schwangerschaft eine Verschlimmerung erfahren.

Ernährung: Obwohl die Rolle der Ernährung bei der Entstehung von Psoriasis nicht vollständig verstanden ist, gibt es Hinweise darauf, dass eine fettreiche Ernährung, Alkoholkonsum und Vitamin-D-Mangel das Risiko für Psoriasis erhöhen können.

Es ist wichtig zu beachten, dass nicht jeder Mensch mit Psoriasis dieselben Auslöser hat und dass nicht jeder Auslöser für alle Menschen mit Psoriasis relevant ist. Einige Menschen mit Psoriasis haben beispielsweise eine starke familiäre Veranlagung und entwickeln die Krankheit unabhängig von externen Faktoren, während andere Menschen möglicherweise Umweltfaktoren benötigen, um Symptome zu entwickeln.

Symptome und Diagnose

Psoriasis ist eine chronische, nicht-ansteckende Hautkrankheit, die durch rote, schuppige Läsionen auf der Haut gekennzeichnet ist. Diese Läsionen können schmerzhaft und juckend sein und treten normalerweise an bestimmten Körperbereichen auf, wie zum Beispiel der Kopfhaut, dem Ellenbogen, den Knien und dem unteren Rücken. Allerdings kann sie sich auch auf faktisch alle Stellen des Körpers ausbreiten.

Die Symptome können von Patient zu Patient unterschiedlich sein und können in ihrer Schwere variieren.

Symptome von Psoriasis:

- Rote, schuppige, erhabene Flecken auf der Haut

- Trockene, rissige und juckende Haut

- Schmerzen oder Brennen in den betroffenen Bereichen

- Verdickte, deformierte Nägel an Händen und Füßen

- Steife und schmerzhafte Gelenke (bei Psoriasis-Arthritis)

Obwohl die Symptome von Psoriasis leicht zu erkennen sein können, kann es manchmal schwierig sein, sie von anderen Hauterkrankungen zu unterscheiden. Um eine korrekte Diagnose zu stellen, wird ein Arzt eine körperliche Untersuchung durchführen und möglicherweise eine Hautprobe entnehmen.

Die Diagnose von Psoriasis erfolgt normalerweise durch eine körperliche Untersuchung, bei der der Arzt die betroffenen Hautbereiche betrachtet und nach Anzeichen von Schuppung und Rötung sucht. In einigen Fällen kann eine Hautbiopsie durchgeführt werden, um die Diagnose zu bestätigen.

Ein weiterer wichtiger Faktor bei der Diagnose von Psoriasis ist die Anamnese. Der Arzt wird den Patienten nach Symptomen und möglichen Auslösern wie Stress, Medikamenten und bestimmten Lebensmitteln fragen. Einige Patienten können auch eine Familiengeschichte von Psoriasis haben, was ein wichtiger Hinweis auf die Diagnose sein kann.

Es gibt keine Heilung für Psoriasis, aber es gibt viele Behandlungsmöglichkeiten, die helfen können, die Symptome zu lindern und den Ausbruch der Erkrankung zu kontrollieren. Die Behandlung hängt von der Schwere der Erkrankung ab und kann topische, orale oder injizierbare Medikamente sowie Lichttherapie und andere alternative Therapien umfassen.

Naturheilkunde bei Psoriasis

Grundsätze der Naturheilkunde

Die Naturheilkunde basiert auf der Idee, dass der menschliche Körper eine Selbstheilungskraft besitzt und dass diese aktiviert werden kann, um Gesundheit und Wohlbefinden zu fördern. Die Naturheilkunde umfasst eine Vielzahl von Methoden, die darauf abzielen, den Körper in seiner natürlichen Funktionsweise zu unterstützen und zu stärken.

Grundsätzlich gibt es einige Prinzipien, die der Naturheilkunde zugrunde liegen:

Ganzheitliche Betrachtung des Menschen: Die Naturheilkunde betrachtet den Menschen als Ganzes, also nicht nur den körperlichen Aspekt, sondern auch die geistige und emotionale Ebene. Die Gesundheit des Menschen hängt von der Harmonie zwischen diesen verschiedenen Aspekten ab. Naturheilkundliche Therapien zielen darauf ab, diese Harmonie wiederherzustellen oder aufrechtzuerhalten.

Ursachenbehandlung statt der üblichen Symptombehandlung: Im Gegensatz zur Schulmedizin, die sich oft auf die Behandlung von Symptomen konzentriert, sucht die Naturheilkunde nach den Ursachen von Krankheiten. Eine natürliche Behandlung zielt darauf ab, die zugrunde liegenden Ursachen zu beseitigen, anstatt nur die Symptome zu lindern.

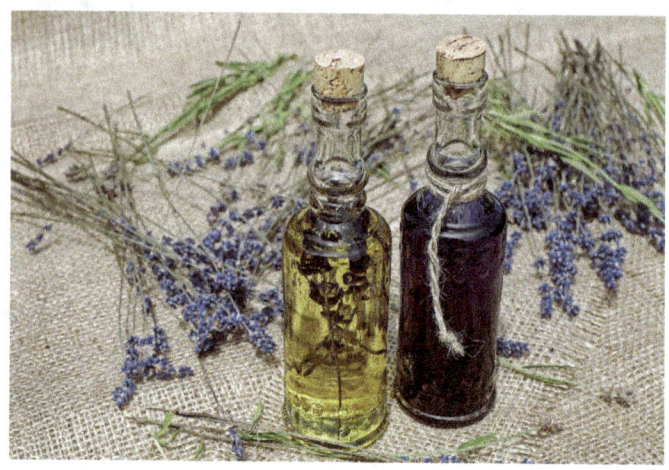

Prävention: Die Naturheilkunde legt großen Wert auf Prävention, also auf die Vermeidung von Krankheiten durch eine gesunde Lebensweise und die Stärkung des Immunsystems. Natürliche Behandlungen können auch zur Vorbeugung von Krankheiten eingesetzt werden.

Individualität: Jeder Mensch ist einzigartig und hat individuelle Bedürfnisse und Voraussetzungen. Naturheilkundliche Therapien werden daher immer individuell auf den Patienten abgestimmt und berücksichtigen dessen körperliche, geistige und emotionale Verfassung.

Natürliche Behandlungsmethoden: Naturheilkundliche Therapien setzen in der Regel auf natürliche Heilmittel und alternative und bewährte Behandlungsmethoden, wie zum Beispiel eine gesunde und ausgewogene Ernährung, Pflanzenheilkunde,

Ernährung, Bewegung, Entspannungstechniken oder Akupunktur. Auch alternative Heilmethoden wie Homöopathie oder Ayurveda können in der Naturheilkunde Anwendung finden.

Die Naturheilkunde umfasst dabei auch eine breite Palette von Therapien und Methoden, die sich alle auf die Förderung der natürlichen Selbstheilungskräfte des Körpers konzentrieren. Einige der wichtigsten Therapien und Methoden sind:

Phytotherapie: Die Phytotherapie, auch bekannt als Kräuterheilkunde, nutzt die therapeutischen Eigenschaften von verschiedenen als heilsam bekannten Pflanzen zur Behandlung von Krankheiten. Hierzu können Kräuter, Blätter, Gewürze, Blüten, Wurzeln und andere Pflanzenteile verwendet werden. Die Anwendung von Phytotherapie kann in Form von Tee, Tinkturen, Kapseln, Salben und anderen Darreichungsformen erfolgen.

Homöopathie: Die Homöopathie ist eine alternative medizinische Therapie, die auf der Idee basiert, dass Krankheiten durch eine Verstimmung der Lebenskraft im Körper verursacht werden. Durch die Gabe von sehr geringen Dosen von natürlichen Substanzen soll der Körper zur Selbstheilung angeregt werden. Die Homöopathie umfasst eine Vielzahl von spezifischen Präparaten und Therapien, die auf den individuellen Bedarf des Patienten abgestimmt werden. Im Grunde genommen funktioniert dies ähnlich wie eine Impfung, indem man den Körper entsprechend „triggert".

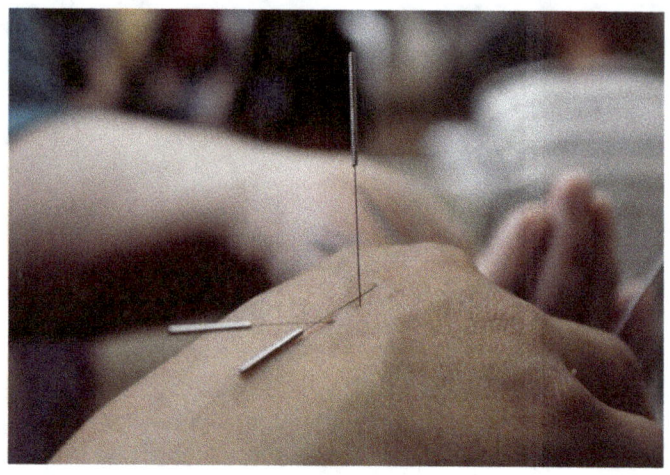

Akupunktur: Die Akupunktur ist eine traditionelle chinesische Medizin, bei der dünne Nadeln in spezifische Punkte des Körpers eingeführt werden, um die Energieflüsse im Körper auszugleichen. Die Akupunktur wird häufig zur Schmerztherapie eingesetzt und kann auch bei verschiedenen anderen Krankheiten wie zum Beispiel bei Allergien, Migräne, Schlafstörungen und Verdauungsproblemen hilfreich sein. Sie gilt als altbewährt und hilfreich.

Osteopathie: Die Osteopathie ist eine manuelle Therapie, die sich auf die Behandlung von muskulären, skelettalen und anderen körperlichen Problemen konzentriert. Der Osteopath verwendet eine Kombination aus Manipulation, Massage und anderen manuellen Techniken, um die Selbstheilungskräfte des Körpers zu aktivieren.

Ernährungstherapie: Die Ernährungstherapie konzentriert sich auf die Rolle der Ernährung bei der Förderung der Gesundheit und der Behandlung von Krankheiten. Die Therapie kann auf individuelle Bedürfnisse zugeschnitten sein und kann eine Kombination aus Diätetik, Nahrungsergänzungsmitteln und anderen spezifischen Behandlungen umfassen.

Massagetherapie: Die Massagetherapie ist eine Form der manuellen Therapie, die sich auf die Verbesserung der körperlichen Funktion und des Wohlbefindens konzentriert. Die Massagetherapie kann bei verschiedenen Erkrankungen wie Muskelverspannungen, Rückenschmerzen und Stress hilfreich sein.

Aromatherapie: Die Aromatherapie nutzt ätherische Öle aus Pflanzen, um eine positive Wirkung auf das körperliche und geistige Wohlbefinden zu erzielen. Die Anwendung von ätherischen Ölen kann durch Inhalation, Massage und andere Methoden erfolgen.

Natürliche Heilmethoden bei Psoriasis

Die Naturheilkunde bietet eine Vielzahl von Methoden und Behandlungen zur Linderung von Psoriasis-Symptomen. Hier sind einige der wichtigsten natürlichen Heilmethoden für Psoriasis:

Ernährungstherapie: Die richtige Ernährung kann dazu beitragen, die Symptome von Psoriasis zu reduzieren. Es wird empfohlen, Lebensmittel zu essen, die reich an Antioxidantien, Omega-3-Fettsäuren und Vitamin D sind. Fisch, Gemüse, Obst, Nüsse und Vollkornprodukte sollten in einer gesunden Ernährung enthalten sein, während der Verzehr von rotem Fleisch, Milchprodukten und Zucker eingeschränkt werden sollte.

Phytotherapie: Heilpflanzen können bei der Linderung von Psoriasis-Symptomen sehr hilfreich sein. Die Anwendung von Salben und Cremes, die Extrakte aus Heilpflanzen wie Aloe vera, Nachtkerzenöl oder Mahonia enthalten, kann dazu beitragen, Entzündungen zu reduzieren und die Haut zu beruhigen.

Entspannungstechniken: Stress kann ein Auslöser für Psoriasis sein. Entspannungstechniken wie Yoga, Progressive Muskelentspannung oder Meditation können dazu beitragen, Stress abzubauen und die Symptome von Psoriasis zu lindern.

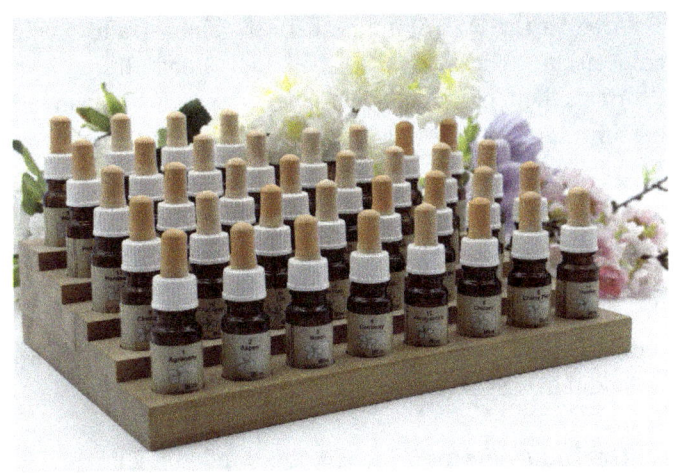

Lichttherapie: Die Lichttherapie, auch Phototherapie genannt, ist eine beliebte Behandlungsmethode bei Psoriasis. Die Exposition der Haut gegenüber ultraviolettem Licht kann dazu beitragen, Entzündungen zu reduzieren und das Wachstum neuer Hautzellen anzuregen. Gerade im Winter kann der Gang ins Solarium oder ein Urlaub in den Tropen deshalb mit deutlichen Verbesserungen der Syptome einhergehen.

Klimatherapie: Der Aufenthalt in einem bestimmten Klima kann auch zur Linderung von Psoriasis-Symptomen beitragen. Es wird beispielsweise berichtet, dass eine Behandlung mit schwefelhaltigem Wasser oder das Baden im toten Meer die Symptome von Psoriasis reduzieren kann. Schwefelhaltiges Wasser findet man beispielsweise vor allem in Gebieten mit vulkanischer Aktivität.

Akupunktur: Akupunktur ist eine traditionelle chinesische Therapie, die bei der Behandlung von Psoriasis helfen kann. Die Anwendung von Nadeln an bestimmten Stellen des Körpers soll den Fluss von Energie und Blut verbessern und so die Symptome von Psoriasis reduzieren.

Homöopathie: Homöopathische Mittel können bei der Behandlung von Psoriasis eingesetzt werden. Die individuelle Auswahl der Mittel hängt dabei von den individuellen Symptomen und Umständen ab.

Darmsanierung: Die Darmgesundheit kann einen großen Einfluss auf das Immunsystem haben und somit auch auf Psoriasis. Eine Darmsanierung kann dazu beitragen, den Darm zu entgiften und die Darmflora wieder ins Gleichgewicht zu bringen.

Eigenbluttherapie: Bei der Eigenbluttherapie wird dem Patienten eigenes Blut abgenommen und anschließend in den Muskel oder unter die Haut zurückgespritzt. Die Therapie soll das Immunsystem aktivieren und somit das Wachstum neuer Hautzellen anregen.

Vor- und Nachteile der Naturheilkunde

Die Naturheilkunde bietet viele Vorteile bei der Behandlung von Psoriasis. Ein wichtiger Vorteil ist, dass natürliche Heilmethoden oft eine sanfte und schonende Alternative zu medizinischen Behandlungen darstellen. Im Gegensatz zu vielen Medikamenten, die oft mit schweren Nebenwirkungen verbunden sind, haben natürliche Heilmethoden in der Regel keine negativen Auswirkungen auf den Körper. Diese sanfte Herangehensweise kann besonders wichtig sein, wenn es um die langfristige Behandlung von Psoriasis geht, da viele Menschen mit dieser Erkrankung ihre Symptome jahrelang oder sogar lebenslang kontrollieren müssen.

Ein weiterer Vorteil der Naturheilkunde bei der Behandlung von Psoriasis ist, dass sie oft darauf abzielt, die zugrunde liegenden Ursachen der Erkrankung zu behandeln, anstatt nur die Symptome zu lindern. Zum Beispiel kann die Umstellung auf eine gesunde Ernährung dazu beitragen, den Körper von Entzündungen zu befreien und das Immunsystem zu stärken, was wiederum dazu beitragen kann, Psoriasis-Symptome zu reduzieren. Gleichzeitig kann die Verwendung von natürlichen Heilpflanzen und Kräutern dazu beitragen, Entzündungen zu reduzieren und das Immunsystem zu regulieren, was eine wirksame Langzeitstrategie bei der Behandlung von Psoriasis sein kann.

Besonders interessant an der Naturheilkunde ist auch, dass sie oft eine ganzheitliche Herangehensweise an die Behandlung von Psoriasis bietet. Dies bedeutet, dass sie sich nicht nur auf die körperlichen Symptome der Erkrankung konzentriert, sondern auch auf die psychischen und emotionalen Auswirkungen, die sie haben kann. Eine solche Methodik kennt die klassische pharmazeutische Medizin weitestgehend nicht.

Zum Beispiel kann die Verwendung von bewährten Entspannungstechniken wie Yoga oder Meditation dazu beitragen, Stress abzubauen, der oft zu Schüben von Psoriasis beiträgt. Gleichzeitig kann die Beratung zur Ernährung und zum Lebensstil dazu beitragen, dass Betroffene eine gesunde, ganzheitliche Lebensweise annehmen, die ihre allgemeine Gesundheit und ihr Wohlbefinden verbessert.

Es gibt jedoch auch einige potenzielle Nachteile bei der Verwendung von Naturheilkunde zur Behandlung von Psoriasis. Einer der größten davon dabei ist, dass es manchmal durchaus sehr schwierig sein kann, eine effektive natürliche Behandlung zu finden, die tatsächlich funktioniert.

Da es so viele verschiedene natürliche Heilmethoden gibt, kann es schwierig sein, diejenige zu finden, die am besten zu einem selbst passt und die auch effektiv ist. Darüber hinaus kann es schwierig sein, eine angemessene Dosierung von natürlichen Heilmitteln zu finden, da es oft schwierig ist, die genaue Menge an Wirkstoffen zu bestimmen, die in jedem Produkt enthalten ist.

in weiterer potenzieller Nachteil der Naturheilkunde ist, dass sie oft einen längeren Zeitraum benötigt, um ihre Wirkung zu entfalten. Im Gegensatz zu Medikamenten, die oft sofortige Ergebnisse liefern können, kann die Verwendung von natürlichen Heilmitteln etwas länger dauern, bis man sichtbare Erfolge erkennen kann. Dies kann manche Menschen entmutigen. Hier kann es durchaus empfehlenswert sein, anfangs auf eine Doppelstrategie zu setzen – also auf Medikamente und auf natürliche Heilmethoden.

Bedenken Sie dabei bitte stets, sich zuvor mit Ihrem Hausarzt und/oder Ihrem Dermatologen abzusprechen, um Neben- und Wechselwirkungen möglichst zu vermeiden.

Heilpflanzen bei Psoriasis

Heilpflanzenübersicht

Die Behandlung von Psoriasis ist oft eine langwierige und komplexe Angelegenheit, da die Erkrankung chronisch ist und keine vollständige Heilung bietet. Viele Betroffene greifen daher neben der konventionellen medizinischen Therapie auch auf alternative Methoden zurück. Pflanzliche Heilmittel können hierbei eine wichtige Unterstützung darstellen, da sie oft keine Nebenwirkungen haben und eine gute Verträglichkeit bieten.

Ein weiterer Vorteil von pflanzlichen Heilmitteln ist ihre vielfältige Wirkungsweise. Viele Pflanzen enthalten eine Kombination aus verschiedenen Wirkstoffen, die sich in ihrer Wirkung ergänzen und verstärken können. So können sie auf unterschiedliche Symptome und Ursachen der Psoriasis einwirken und die Gesamtwirkung verstärken. Darüber hinaus können pflanzliche Heilmittel dazu beitragen, den Körper zu entgiften und das Immunsystem zu stärken, was für eine erfolgreiche Behandlung von Psoriasis von großer Bedeutung ist.

Neben ihrer Wirkung können pflanzliche Heilmittel auch eine positive Wirkung auf das Wohlbefinden der Betroffenen haben. Sie können Stress reduzieren, die Entspannung fördern und das Selbstbewusstsein stärken. Dies ist besonders wichtig, da Psoriasis oft mit einer hohen psychischen Belastung einhergeht und das Selbstbewusstsein der Betroffenen beeinträchtigen kann.

Insgesamt bietet die Unterstützung pflanzlicher Heilmittel bei der Behandlung von Psoriasis viele Vorteile. Sie können helfen, die Symptome zu lindern, das Immunsystem zu stärken und das Wohlbefinden der Betroffenen zu verbessern. Darüber hinaus sind sie oft eine gute Alternative zu konventionellen medizinischen Therapien, da sie keine Nebenwirkungen haben und gut verträglich sind. Es ist jedoch wichtig zu beachten, dass pflanzliche Heilmittel keine Wundermittel sind und eine erfolgreiche Behandlung von Psoriasis nur in Kombination mit einer gesunden Lebensweise und konventionellen medizinischen Therapien möglich ist.

Aloe Vera: Diese Pflanze enthält viele entzündungshemmende und feuchtigkeitsspendende Inhaltsstoffe, die bei der Behandlung von Psoriasis helfen können.

Aloe Vera ist eine Pflanze, die seit Jahrtausenden für ihre hilfreichen medizinischen und therapeutischen Eigenschaften bekannt ist. Insbesondere wird sie aufgrund ihrer entzündungshemmenden, antiseptischen und hautheilenden Eigenschaften häufig zur Behandlung von Hauterkrankungen wie Psoriasis eingesetzt.

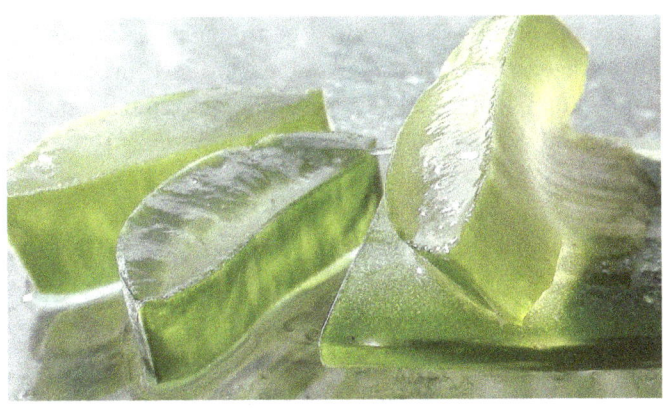

Die Wirkung von Aloe Vera bei Psoriasis ist auf verschiedene Faktoren zurückzuführen. Zum einen enthält die Pflanze zahlreiche bioaktive Verbindungen wie Polysaccharide, Flavonoide, Tannine und Sterole, die entzündungshemmende und immunmodulatorische Wirkungen haben. Diese Verbindungen können dazu beitragen, die Symptome von Psoriasis zu reduzieren, indem sie Entzündungen hemmen und das Immunsystem regulieren.

Darüber hinaus enthält Aloe Vera auch Vitamin E, ein starkes Antioxidans, das dazu beitragen kann, die Haut zu schützen und zu heilen. Vitamin E kann helfen, die Hautbarriere zu stärken und die Feuchtigkeitszufuhr zu erhöhen, was bei Psoriasis von Vorteil ist, da die Haut oft trocken und schuppig ist.

Aloe Vera kann sowohl innerlich als auch äußerlich angewendet werden. Bei der äußerlichen Anwendung wird das Gel aus den Blättern der Aloe Vera-Pflanze extrahiert und auf die betroffenen Hautstellen aufgetragen. Das Gel dringt schnell in die Haut ein und kann dabei helfen, die Entzündung zu reduzieren, die Schuppenbildung zu verringern und die Haut zu beruhigen.

Zur innerlichen Anwendung kann das Aloe Vera-Gel als Nahrungsergänzungsmittel eingenommen werden. Es ist reich an Nährstoffen wie Vitaminen, Mineralstoffen und Aminosäuren, die helfen können, das Immunsystem zu stärken und die Entzündung im Körper zu reduzieren. Dies kann sich positiv auf die Symptome von Psoriasis auswirken.

Es ist jedoch wichtig zu beachten, dass Aloe Vera bei manchen Menschen allergische Reaktionen hervorrufen kann. Daher sollten Menschen, die empfindlich auf Aloe Vera reagieren, Vorsicht walten lassen und ihren Arzt oder Therapeuten konsultieren, bevor sie Aloe Vera-Produkte verwenden. Es ist auch wichtig sicherzustellen, dass das Aloe Vera-Gel von hoher Qualität ist und keine Zusatzstoffe enthält, die die Symptome von Psoriasis verschlimmern könnten.

Insgesamt kann Aloe Vera eine nützliche Ergänzung zur Behandlung von Psoriasis sein, insbesondere wenn es zusammen mit anderen natürlichen Heilmitteln und einer gesunden Lebensweise eingesetzt wird.

Nachtkerzenöl: Dieses Öl wird aus den Samen der Nachtkerzenpflanze gewonnen und enthält viele essentielle Fettsäuren, die Entzündungen lindern können.

Nachtkerzenöl wird oft als natürliche Ergänzung zur Behandlung von Psoriasis eingesetzt. Es wird aus den Samen der Nachtkerze gewonnen, die reich an mehrfach ungesättigten Fettsäuren sind, insbesondere Gamma-Linolensäure (GLA). GLA ist ein Omega-6-Fettsäure, die entzündungshemmende Wirkungen hat und hilft, den Feuchtigkeitshaushalt der Haut zu verbessern.

In der Behandlung von Psoriasis kann Nachtkerzenöl sowohl äußerlich als auch innerlich angewendet werden. Äußerlich kann es als Öl oder in Form von Salben auf die betroffenen Hautstellen aufgetragen werden. Innerlich wird es oft in Form von Kapseln eingenommen.

Einige Studien haben gezeigt, dass die Einnahme von Nachtkerzenöl bei Psoriasis-Symptomen helfen kann. Eine Studie aus dem Jahr 2014 ergab beispielsweise, dass die Einnahme von Nachtkerzenöl-Kapseln über einen Zeitraum von 12 Wochen zu einer signifikanten Verbesserung der Hautsymptome führte.

Darüber hinaus gibt es auch einige Hinweise darauf, dass die äußerliche Anwendung von Nachtkerzenöl bei Psoriasis-Symptomen helfen kann. Eine Studie aus dem Jahr 2011 zeigte beispielsweise, dass eine Salbe mit Nachtkerzenöl bei Patienten mit milden bis mittelschweren Psoriasis-Symptomen zu einer signifikanten Verbesserung der Hautbeschwerden führte.

Es ist jedoch wichtig zu beachten, dass Nachtkerzenöl nicht für jeden Patienten mit Psoriasis geeignet ist. Einige Personen können allergisch auf Nachtkerzenöl reagieren, und es kann auch Wechselwirkungen mit bestimmten

Medikamenten geben. Daher sollte immer ein Arzt konsultiert werden, bevor Nachtkerzenöl als Teil der Behandlung von Psoriasis verwendet wird.

Teebaumöl: Teebaumöl hat antiseptische und entzündungshemmende Eigenschaften und kann äußerlich angewendet werden, um Juckreiz und Schuppenbildung bei Psoriasis zu reduzieren.

Teebaumöl ist ein ätherisches Öl, das aus den Blättern des australischen Teebaums gewonnen wird. Es wird aufgrund seiner antiseptischen, entzündungshemmenden und antimikrobiellen Eigenschaften zur Behandlung von verschiedenen Hautproblemen eingesetzt.

Die entzündungshemmenden Eigenschaften von Teebaumöl können dazu beitragen, den Entzündungsprozess bei Psoriasis zu reduzieren. Es kann auch dazu beitragen, Juckreiz, Schmerzen und Rötungen zu lindern, die häufig mit Psoriasis einhergehen. Teebaumöl kann auch helfen, Schuppen und Schuppenbildung zu reduzieren, die häufig bei dieser Erkrankung auftreten.

Es gibt verschiedene Möglichkeiten, Teebaumöl zur Behandlung von Psoriasis zu verwenden. Es kann direkt auf die betroffene Haut aufgetragen werden, um Juckreiz und Entzündungen zu lindern. Es kann auch mit einem Trägeröl wie Kokosöl, Olivenöl oder Jojobaöl verdünnt werden, um eine bessere Hautverträglichkeit zu gewährleisten. Eine weitere Möglichkeit ist, Teebaumöl zu einem Bad hinzuzufügen, um den gesamten Körper zu behandeln.

Es ist jedoch wichtig zu beachten, dass Teebaumöl bei manchen Menschen allergische Reaktionen auslösen kann. Vor der Anwendung sollte daher immer ein Patch-Test durchgeführt werden, um sicherzustellen, dass keine allergischen Reaktionen auftreten. Es sollte auch vermieden werden, Teebaumöl in unverdünnter Form auf offene Wunden oder Schleimhäute aufzutragen.

Insgesamt kann Teebaumöl als Teil eines ganzheitlichen Ansatzes zur Behandlung von Psoriasis verwendet werden. Es sollte jedoch immer in Absprache mit einem Arzt oder Naturheilpraktiker verwendet werden, insbesondere wenn andere Medikamente oder Behandlungen gleichzeitig angewendet werden

Mariendistel: Mariendistel kann als Nahrungsergänzungsmittel eingenommen werden und hat entzündungshemmende Eigenschaften, die bei der Behandlung von Psoriasis helfen können.

Mariendistel (Silybum marianum) wird oft als Nahrungsergänzungsmittel zur Unterstützung der Leberfunktion und zur Behandlung von verschiedenen Hauterkrankungen, einschließlich Psoriasis, eingesetzt. Die Pflanze ist bekannt für ihre entzündungshemmenden, antioxidativen und immunmodulatorischen Eigenschaften.

Die wichtigsten Wirkstoffe der Mariendistel sind Silymarin und Silybin, die hauptsächlich in den Samen der Pflanze enthalten sind. Silymarin ist eine Mischung aus Flavonolignanen, die für ihre antioxidativen Eigenschaften bekannt sind. Silybin ist der aktivste

Bestandteil von Silymarin und hat starke entzündungshemmende und immunmodulatorische Eigenschaften. Es kann auch die Regeneration von Leberzellen unterstützen.

In Bezug auf die Psoriasis kann Mariendistel helfen, Entzündungen im Körper zu reduzieren und damit auch die Entzündungsreaktionen der Haut zu lindern. Es kann auch dazu beitragen, den Körper bei der Entgiftung von Toxinen zu unterstützen, die oft mit Psoriasis in Verbindung gebracht werden. Darüber hinaus kann Mariendistel dazu beitragen, den Blutzuckerspiegel zu regulieren und die Insulinresistenz zu reduzieren, was bei vielen Menschen mit Psoriasis ein Problem darstellt.

Es gibt verschiedene Möglichkeiten, Mariendistel zur Behandlung von Psoriasis zu verwenden. Es kann als Nahrungsergänzungsmittel in Kapselform eingenommen werden, um den Körper von innen zu unterstützen. Auch als Tee kann Mariendistel konsumiert werden. Zudem kann es auch äußerlich als Salbe oder Öl auf die betroffenen Hautstellen aufgetragen werden, um Entzündungen und Juckreiz zu reduzieren.

Mariendistel ist im Allgemeinen gut verträglich und hat wenige Nebenwirkungen. Bei einigen Personen kann es jedoch zu Magen-Darm-Beschwerden wie Blähungen, Durchfall oder Übelkeit kommen. Es kann auch die Wirkung bestimmter Medikamente beeinträchtigen, daher sollten Personen, die bereits Medikamente einnehmen, vor der Anwendung von Mariendistel ihren Arzt oder Apotheker konsultieren.

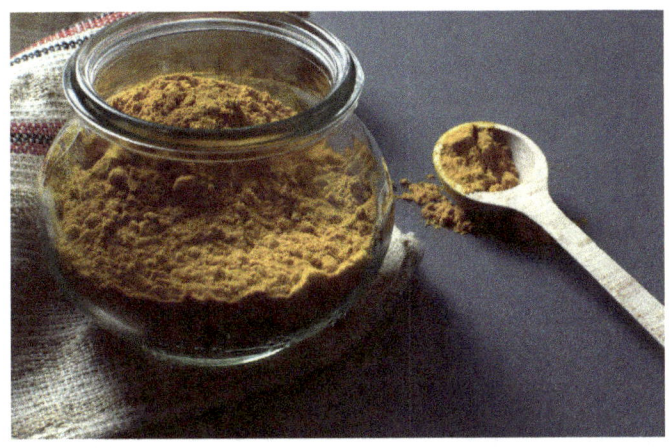

Kurkuma: Kurkuma enthält Curcumin, das entzündungshemmende Eigenschaften hat und bei der Behandlung von Psoriasis helfen kann. Kurkuma kann als Gewürz in der Küche oder als Nahrungsergänzungsmittel eingenommen werden.

Kurkuma ist eine Pflanze aus der Familie der Ingwergewächse und wird in der indischen Ayurveda-Medizin seit Jahrhunderten zur Behandlung verschiedener Beschwerden eingesetzt. In der Behandlung von Psoriasis wird Kurkuma vor allem aufgrund seiner entzündungshemmenden und antioxidativen Eigenschaften eingesetzt.

Kurkuma enthält den Wirkstoff Curcumin, der für seine entzündungshemmenden und antioxidativen Eigenschaften bekannt ist. Curcumin blockiert bestimmte Enzyme und Zytokine, die Entzündungen verursachen und verstärken können. Es hilft auch, den Körper von freien Radikalen zu reinigen, die Zellen schädigen und Entzündungen verursachen können.

Eine Studie aus dem Jahr 2015 untersuchte die Wirkung von Curcumin auf Psoriasis-Patienten und zeigte, dass die Einnahme von Curcumin die Schwere der Psoriasis-Symptome signifikant reduzieren konnte. Die Forscher fanden auch heraus, dass Curcumin die Produktion von Entzündungsmediatoren wie TNF-alpha und IL-6 reduziert.

Kurkuma kann auf verschiedene Arten zur Behandlung von Psoriasis eingesetzt werden. Es kann beispielsweise als Gewürz in der Küche verwendet werden oder als Nahrungsergänzungsmittel eingenommen werden. Es gibt auch Salben und Cremes auf Kurkuma-Basis, die auf die betroffenen Hautpartien aufgetragen werden können.

Allerdings gibt es auch einige mögliche Nebenwirkungen von Kurkuma, wie Magen-Darm-Beschwerden oder allergische Reaktionen. Menschen, die blutverdünnende Medikamente einnehmen oder an Gallensteinerkrankungen leiden, sollten Kurkuma nicht ohne Rücksprache mit einem Arzt einnehmen.

Zusammenfassend besitzt Kurkuma aufgrund seines Wirkstoffs Curcumin entzündungshemmende und antioxidative Eigenschaften, die bei der Behandlung von Psoriasis helfen können. Allerdings sollten mögliche Nebenwirkungen beachtet und vor einer Einnahme mit einem Arzt abgeklärt werden.

Mahonia aquifolium: Diese Pflanze enthält Berberin, das bei der Behandlung von Psoriasis helfen kann. Mahonia aquifolium kann als Nahrungsergänzungsmittel eingenommen oder äußerlich in Form von Salben oder Cremes aufgetragen werden.

Mahonia aquifolium, auch bekannt als Oregon-Grape oder Gewöhnliche Mahonie, ist eine Heilpflanze, die bei der Behandlung von Psoriasis eingesetzt wird. Sie enthält verschiedene Alkaloide, insbesondere Berberin, die sowohl entzündungshemmende wie auch antimikrobielle und immunmodulatorische Eigenschaften aufweisen.

Die Wirksamkeit von Mahonia aquifolium bei der Behandlung von Psoriasis wurde in mehreren klinischen Studien untersucht, und es wurde gezeigt, dass sie in der Lage ist, die Symptome der Erkrankung zu lindern. Eine Studie ergab, dass die topische Anwendung von Mahonia-Extrakt bei Psoriasis-Patienten zu einer signifikanten Verbesserung der Symptome führte, einschließlich einer Abnahme der Läsionsgröße und -zahl sowie einer Verringerung des Juckreizes.

Eine weitere Studie zeigte, dass Mahonia-Extrakt auch bei der Behandlung von Psoriasis-Arthritis wirksam sein kann. Die Einnahme von Mahonia-Extrakt führte zu einer signifikanten Verbesserung der Symptome wie Gelenkschmerzen und -schwellungen. Darüber hinaus kann Mahonia aquifolium auch zur Vorbeugung von Psoriasis-Rückfällen eingesetzt werden. Eine Studie ergab, dass die langfristige Einnahme von Mahonia-Extrakt das Risiko eines Rückfalls bei Psoriasis-Patienten signifikant verringerte.

Insgesamt scheint Mahonia aquifolium eine vielversprechende Heilpflanze zur Behandlung von Psoriasis zu sein, insbesondere aufgrund ihrer entzündungshemmenden und immunmodulatorischen Eigenschaften. Es ist jedoch wichtig, dass Patienten vor der Anwendung von Mahonia-Präparaten ihren Arzt konsultieren, insbesondere wenn sie andere Medikamente einnehmen oder unter anderen gesundheitlichen Problemen leiden.

Kamille: Kamille hat beruhigende und entzündungshemmende Eigenschaften und kann äußerlich angewendet werden, um Juckreiz und Entzündungen bei Psoriasis zu lindern.

Kamille (Matricaria chamomilla) ist eine Heilpflanze, die seit langem für ihre entzündungshemmenden und beruhigenden Eigenschaften bekannt ist. Diese Eigenschaften können auch bei der Behandlung von Psoriasis von Vorteil sein.

Äußerlich angewendet kann Kamille bei der Behandlung von Psoriasis helfen, indem sie Entzündungen und Rötungen reduziert und Juckreiz lindert. Kamillentee kann beispielsweise als Kompresse auf die betroffene Stelle aufgetragen oder als Badezusatz verwendet werden. Darüber hinaus kann Kamille auch innerlich angewendet werden. Kamillentee oder -kapseln können dazu beitragen, den Körper zu entspannen und Stress abzubauen. Da Stress eine häufige Ursache von Psoriasis-Schüben ist, kann Kamille als unterstützende Therapie eingesetzt werden.

Es ist jedoch wichtig zu beachten, dass Kamille nicht bei allen Patienten wirksam sein kann und dass manche Menschen allergisch auf Kamille reagieren können. Es sollte daher immer ein Arzt oder Therapeut konsultiert werden, bevor Kamille bei der Behandlung von Psoriasis eingesetzt wird.

Brennnessel: Die Brennnessel hat unter anderem entzündungshemmende Eigenschaften und kann als Tee getrunken oder äußerlich in Form von Salben oder Cremes aufgetragen werden.

Die Brennnessel (Urtica dioica) ist eine Pflanze, die in der traditionellen Volksmedizin seit langem bei einer Vielzahl von Beschwerden eingesetzt wird, einschließlich Hauterkrankungen wie Psoriasis. Es gibt verschiedene Eigenschaften der Brennnessel, die bei der Behandlung von Psoriasis hilfreich sein können.

Entzündungshemmend: Brennnesseln enthalten Verbindungen, die als Flavonoide und Carotinoide bezeichnet werden. Diese Verbindungen haben starke entzündungshemmende Eigenschaften und können somit bei der Linderung von Entzündungen in der Haut bei Psoriasis helfen.

Antioxidative Wirkung: Brennnesseln enthalten auch Antioxidantien, die dazu beitragen können, Schäden durch freie Radikale in der Haut zu minimieren. Freie Radikale können eine Entzündungsreaktion auslösen und die Schädigung der Hautzellen und des Gewebes fördern, was bei Psoriasis eine Verschlechterung der Symptome verursachen kann.

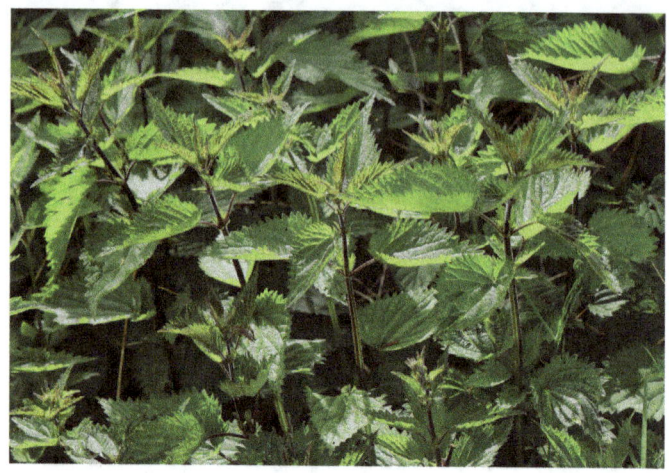

Immunmodulatorische Wirkung: Die Brennnessel enthält auch verschiedene Inhaltsstoffe, die eine immunmodulatorische Wirkung haben können. Dadurch können sie das Immunsystem regulieren und die Aktivität von entzündungsfördernden Zytokinen reduzieren. Eine Überaktivierung des Immunsystems wird als eine der Ursachen von Psoriasis betrachtet, daher kann eine Regulation des Immunsystems durch die Brennnessel zur Verbesserung der Symptome beitragen.

Reinigende Wirkung: Die Brennnessel besitzt auch eine reinigende (entwässernde) Wirkung, indem sie Giftstoffe und Schadstoffe aus dem Körper ausscheidet. Psoriasis kann durch eine Überlastung des Körpers mit Toxinen verschlimmert werden, daher kann die Verwendung von Brennnessel zur Entgiftung des Körpers beitragen.

Juckreizlinderung: Brennnesseln können auch bei der Linderung des Juckreizes, der bei Psoriasis häufig auftritt, helfen. Die Pflanze enthält Verbindungen, die auf die Haut aufgetragen werden können, um den Juckreiz zu lindern und somit den Patienten Erleichterung zu verschaffen.

Es gibt verschiedene Möglichkeiten, Brennnesseln zur Behandlung von Psoriasis einzusetzen, einschließlich:

- *Brennnessel-Tee:* Ein Tee aus getrockneten Brennnesselblättern kann entweder getrunken oder auf die betroffene Haut aufgetragen werden.

- *Brennnessel-Extrakt:* Ein wirksamer Extrakt aus Brennnesseln kann von Ihnen auch als Nahrungsergänzungsmittel eingenommen werden und kann bei der Linderung von Psoriasis-Symptomen helfen.

- *Brennnessel-Salbe:* Eine Salbe, die Brennnesselblätter enthält, kann auf die betroffene Haut aufgetragen werden, um Entzündungen zu reduzieren und den Juckreiz zu lindern.

Es ist jedoch wichtig zu beachten, dass Brennnesseln bei manchen Menschen allergische Reaktionen hervorrufen können. Es wird daher empfohlen, vor der Verwendung von Brennnesseln bei Psoriasis mit einem Arzt oder einem

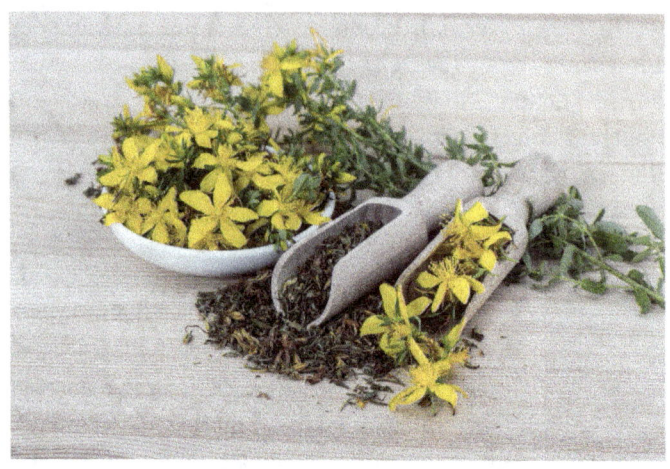

Johanniskraut: Das Johanniskraut hat entzündungshemmende Eigenschaften und kann äußerlich in Form von Salben oder Cremes aufgetragen werden, um Juckreiz und Entzündungen bei Psoriasis zu lindern.

Johanniskraut (Hypericum perforatum) wird in der Naturheilkunde bei der Behandlung von verschiedenen Hautkrankheiten eingesetzt, darunter auch bei Psoriasis. Das Kraut enthält mehrere Wirkstoffe, darunter Hypericin und Hyperforin, die entzündungshemmende und immunmodulatorische Eigenschaften haben.

Die entzündungshemmenden Wirkungen von Johanniskraut können unter anderem bei der Behandlung von Psoriasis-Symptomen wie Rötung, Schwellung und Juckreiz helfen. Es kann auch helfen, die Zellproliferation zu reduzieren, was bei Psoriasis-

Patienten oft gestört ist und zu übermäßigem Wachstum von Hautzellen führt. Die immunmodulatorischen Eigenschaften des Johanniskrauts können auch dazu beitragen, die Überreaktion des Immunsystems zu reduzieren, die bei Psoriasis-Patienten oft zu Hautsymptomen führt.

Johanniskraut wird üblicherweise als Tee oder auch als Tinktur eingenommen, sowie ebenso als Öl auf die von der Hautzellenwucherung betroffenen Hautstellen aufgetragen. Bei innerlicher Einnahme sollten jedoch die potenziell vorhandenen Wechselwirkungen mit anderen Medikamenten, insbesondere mit Antidepressiva, berücksichtigt werden.

Es ist jedoch wichtig zu beachten, dass Johanniskraut auch phototoxische Eigenschaften besitzt, was bedeutet, dass es die Haut empfindlicher gegenüber Sonnenlicht machen kann. Daher sollten Patienten bei der Anwendung von Johanniskraut-Präparaten auf ihre Sonnenexposition achten und bei Bedarf geeignete Schutzmaßnahmen ergreifen. Eine Einnahme im Urlaub in sonnig-heißen Gebieten ist deshalb nicht ratsam, weil das Risiko eines Sonnenbrandes deutlich steigen kann.

Obwohl Johanniskraut eine vielversprechende Option für die Behandlung von Psoriasis-Symptomen sein kann, ist weitere Forschung erforderlich, um die Wirksamkeit und Sicherheit dieser Behandlungsmethode zu bestätigen. Vor der Anwendung von Johanniskraut sollte ein Arzt oder ein qualifizierter Naturheilkunde-Experte konsultiert werden.

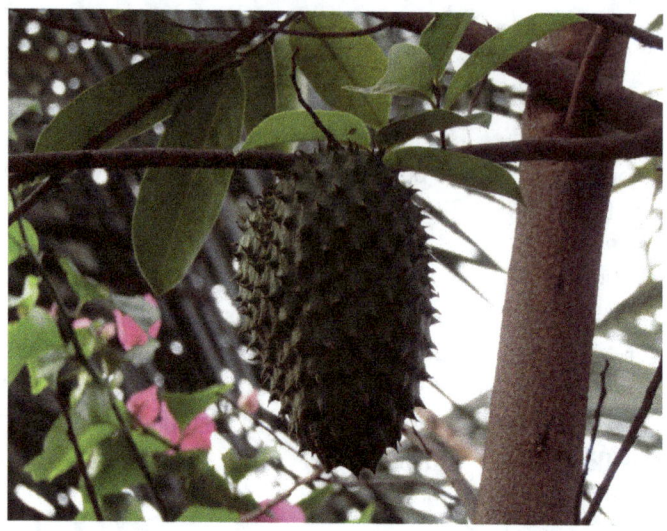

Guyabano: Guyabano gilt in der Naturheilkunde als besonders wirksam und wird sogar bei der Bekämpfung von Krebs eingesetzt. Man kann dabei sowohl die Frucht selbst wie auch die Blätter intern und extern anwenden.

Guyabano, auch bekannt als Sauersack oder Graviola, ist eine tropische Frucht, die in der traditionellen Medizin zur Behandlung verschiedener Krankheiten eingesetzt wird. Es gibt begrenzte wissenschaftliche Studien zu den therapeutischen Wirkungen von Guyabano auf Psoriasis, aber es gibt Hinweise darauf, dass die Frucht potenziell nützlich sein könnte.

Einige der Hauptwirkstoffe in Guyabano sind Annonaceen, insbesondere die Verbindung Annonacin. Diese Verbindung hat gezeigt, dass sie entzündungshemmende, antioxidative und antiproliferative Eigenschaften hat, was bedeutet, dass sie Entzündungen lindern, Schäden durch freie Radikale reduzieren und das Wachstum von Zellen hemmen kann.

In einer in-vitro-Studie wurde festgestellt, dass eine Verbindung, die aus Guyabano-Blättern isoliert wurde, die Produktion von Entzündungsmediatoren wie TNF-α und IL-6 hemmt. Eine weitere Studie zeigte, dass Guyabano-Fruchtextrakt die Produktion von Kollagen reduziert, was für Psoriasis-Patienten von Vorteil sein könnte, da übermäßige Kollagenproduktion zu Hautverdickung und Juckreiz führen kann. Es gibt auch einige Berichte von Psoriasis-Patienten, die durch die Verwendung von Guyabano-Extrakt oder -Salben Linderung erfahren haben. Allerdings gibt es bislang keine klinischen Studien, die die Wirksamkeit von Guyabano bei der Behandlung von Psoriasis belegen.

Es ist wichtig zu beachten, dass Guyabano auch potenzielle Nebenwirkungen hat. Einige Studien haben gezeigt, dass Annonaceen neurotoxisch sein können und in seltenen Fällen zu Parkinson-ähnlichen Symptomen führen können. Es wird empfohlen, Guyabano nur unter ärztlicher Aufsicht zu verwenden.

Zusammenfassend lässt sich sagen, dass Guyabano potenziell entzündungshemmende und antiproliferative Eigenschaften aufweist, die bei der Behandlung von Psoriasis von Vorteil sein könnten. Es sind jedoch weitere klinische Studien erforderlich, um die Wirksamkeit und Sicherheit von Guyabano bei der Behandlung von Psoriasis zu bewerten.

KARL INGRAM

Apfelessig: Apfelessig enthält viele hilfreiche Inhaltsstoffe und kann in verdünnter Form beispielsweise auf die Kopfhaut aufgetragen werden.

Apfelessig wird seit vielen Jahrhunderten zur Behandlung einer Vielzahl von Gesundheitsproblemen eingesetzt, einschließlich Psoriasis. Apfelessig enthält viele nützliche Inhaltsstoffe, darunter Essigsäure, Milchsäure, Zitronensäure und Äpfelsäure. Es enthält auch Antioxidantien, Vitamine und Mineralstoffe wie Kalium und Eisen.

Apfelessig wird hauptsächlich äußerlich angewendet und kann in verschiedenen Formen verwendet werden, wie zum Beispiel als Lotion oder Kompressen. Die Essigsäure in Apfelessig hat eine desinfizierende Wirkung und kann helfen, die Entzündung und den Juckreiz zu reduzieren. Darüber hinaus kann es helfen, überschüssige Hautzellen zu entfernen und die Haut zu erweichen.

Einige Studien haben gezeigt, dass Apfelessig auch bei der Regulierung des pH-Werts der Haut helfen kann, was wichtig ist, um den Feuchtigkeitsgehalt der Haut zu erhalten und die Bildung von Schuppen zu reduzieren. Es wird auch angenommen, dass die Antioxidantien in Apfelessig helfen können, freie Radikale zu neutralisieren und die Haut zu schützen.

Apfelessig kann jedoch auch einige Nachteile haben. Wenn es auf offene Wunden oder geschädigte Haut aufgetragen wird, kann es zu einem brennenden oder stechenden Gefühl kommen. Bei manchen Menschen kann es auch zu einer allergischen Reaktion führen.

Es ist auch wichtig zu beachten, dass es keine ausreichenden wissenschaftlichen Beweise gibt, um die Wirksamkeit von Apfelessig bei der Behandlung von Psoriasis zu belegen. Es sollte daher immer mit Vorsicht und unter Anleitung eines Arztes oder Naturheilkundlers verwendet werden.

Insgesamt kann Apfelessig eine nützliche Ergänzung zur Behandlung von Psoriasis sein, aber es sollte immer mit Vorsicht verwendet werden und nicht als alleinige Behandlungsmethode dienen.

Haferflocken: Auch Haferflocken haben eine unterstützende Wirkung bei der Behandlung von Schuppenflechte. Dabei kann man sie innerlich und äußerlich anwenden.

Haferflocken können bei der Behandlung von Psoriasis helfen, da sie eine entzündungshemmende und beruhigende Wirkung auf die Haut haben. Die in Haferflocken enthaltenen Beta-Glucane können helfen, die Haut zu beruhigen und zu glätten, indem sie die Feuchtigkeit in der Haut halten und so das Austrocknen und Rissbildung verhindern. Darüber hinaus können Haferflocken dazu beitragen, den Juckreiz zu lindern, der oft mit Psoriasis einhergeht.

Haferflocken können sowohl äußerlich als auch innerlich angewendet werden. Äußerlich kann Haferflocken in Form von Bädern oder Umschlägen angewendet werden, um die Haut zu beruhigen und zu lindern.

Eine Möglichkeit ist, ein Haferflockenbad zu nehmen, indem man eine Tasse Haferflocken in das Badewasser gibt und darin für 15-20 Minuten einweicht. Alternativ kann man Haferflocken in einem Mixer zerkleinern und mit Wasser zu einem Brei vermischen, den man dann als Umschlag auf die betroffene Hautstelle aufträgt.

Innerlich kann Haferflocken in Form von Haferflockenbrei oder in Smoothies verwendet werden. Haferflocken enthalten viele Nährstoffe wie Ballaststoffe, Proteine, Vitamine und Mineralstoffe, die dazu beitragen können, das Immunsystem zu stärken und den Körper insgesamt zu unterstützen.

Es ist jedoch wichtig zu beachten, dass einige Menschen empfindlich auf Hafer reagieren können und allergische Reaktionen haben können. Wenn Sie allergisch auf Gluten reagieren, sollten Sie sicherstellen, dass Sie glutenfreie Haferflocken verwenden, da viele Haferflocken aufgrund von Kreuzkontamination mit Gluten verunreinigt sein können. Es ist auch wichtig, einen Arzt zu konsultieren, bevor Sie Haferflocken in Ihre Ernährung aufnehmen, insbesondere wenn du bereits Medikamente einnimmst oder unter einer schweren Form von Psoriasis leiden.

Wirkstoffe und Anwendungsgebiete von Heilpflanzen

Heilpflanzen enthalten eine Vielzahl von Wirkstoffen, die bei der Behandlung von Psoriasis eingesetzt werden können. Im Folgenden sind einige wichtige Wirkstoffe und ihre Anwendungsgebiete aufgeführt:

Flavonoide: Flavonoide sind eine Gruppe von sekundären Pflanzenstoffen, die in vielen Heilpflanzen vorkommen. Sie haben antioxidative und entzündungshemmende Eigenschaften und können bei der Behandlung von Psoriasis helfen. Zu den Flavonoiden, die besonders bei Psoriasis nützlich sein können, gehören Quercetin, Luteolin und Apigenin. Diese Wirkstoffe kommen zum Beispiel in Kamille, Schafgarbe, Brennnessel und Johanniskraut vor.

Alkaloide: Alkaloide sind stickstoffhaltige Verbindungen, die in vielen Heilpflanzen vorkommen. Einige Alkaloide haben entzündungshemmende Eigenschaften und können bei der Behandlung von Psoriasis helfen. Zum Beispiel enthält Mahonia aquifolium das Alkaloid Berberin, das bei der Behandlung von Psoriasis eingesetzt wird.

Polysaccharide: Polysaccharide sind komplexe Kohlenhydrate, die in vielen Heilpflanzen vorkommen. Einige Polysaccharide haben entzündungshemmende und immunmodulierende Eigenschaften und können bei der

KARL INGRAM

Behandlung von Psoriasis helfen. Zum Beispiel enthält Aloe Vera Polysaccharide, die bei der Behandlung von Psoriasis eingesetzt werden können.

Tannine: Tannine sind eine Gruppe von Verbindungen, die in vielen Heilpflanzen vorkommen. Sie haben adstringierende und entzündungshemmende Eigenschaften und können bei der Behandlung von Psoriasis helfen. Tannine kommen zum Beispiel in Eichenrinde, Schwarztee und Salbei vor.

Terpene: Terpene sind eine Gruppe von Verbindungen, die in vielen Heilpflanzen vorkommen. Einige Terpene haben entzündungshemmende und antibakterielle Eigenschaften und können bei der Behandlung von Psoriasis helfen. Zum Beispiel enthält Teebaumöl Terpene, die bei der Behandlung von Psoriasis eingesetzt werden können.

Fettsäuren: Einige Heilpflanzen enthalten Fettsäuren, die entzündungshemmende Eigenschaften haben und bei der Behandlung von Psoriasis helfen können. Zum Beispiel enthält Nachtkerzenöl Gamma-Linolensäure, die bei der Behandlung von Psoriasis eingesetzt wird.

Die Anwendungsgebiete von Heilpflanzen bei Psoriasis sind vielfältig. Einige Heilpflanzen werden äußerlich angewendet, um die Symptome der Psoriasis zu lindern, während andere innerlich angewendet werden, um das Immunsystem zu unterstützen und Entzündungen im Körper zu reduzieren.

Zubereitung von Heilpflanzen

Heilpflanzen werden seit Jahrtausenden zur Linderung von Beschwerden eingesetzt. Um die Wirkstoffe aus den Pflanzen zu gewinnen, gibt es verschiedene und bewährte Zubereitungsarten, die je nach Anwendungsgebiet und Art der Heilpflanze angewendet werden. In diesem Abschnitt soll auf die Zubereitung von Kräutern und Heilpflanzen für die innerliche und äußerliche Anwendung eingegangen werden.

Für die innere Anwendung können Heilpflanzen in Form von Tee, Tinktur, Pulver oder Kapseln eingenommen werden. Für die äußerliche Anwendung stehen beispielsweise Salben, Cremes, Bäder oder Umschläge zur Verfügung.

Tee: Die Zubereitung von Tee ist eine der bekanntesten und einfachsten Möglichkeiten, Heilpflanzen zu nutzen. Dafür werden getrocknete oder frische Pflanzenbestandteile wie Blätter, Blüten oder Wurzeln mit heißem Wasser übergossen und einige Minuten ziehen gelassen. Die Dosierung hängt von der Art der Pflanze und dem Beschwerdebild ab. Im Allgemeinen wird ein Teelöffel getrocknete Heilpflanzen pro Tasse empfohlen. Der Tee kann heiß oder kalt getrunken werden und sollte innerhalb von 24 Stunden aufgebraucht werden, da er sonst an Wirksamkeit verliert.

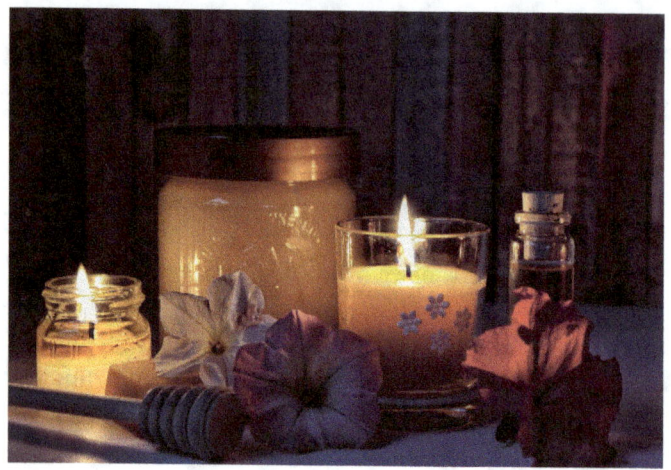

Tinktur: Tinkturen sind alkoholische Auszüge von Heilpflanzen. Sie werden in der Regel zur inneren Anwendung eingesetzt und haben den Vorteil, dass sie lange haltbar sind und eine genauere Dosierung ermöglichen. Zur Herstellung einer Tinktur werden die Heilpflanzen in hochprozentigem Alkohol angesetzt und mehrere Wochen ziehen gelassen. Die Dosierung hängt von der Art der Pflanze und dem Beschwerdebild ab. Im Allgemeinen wird eine Dosierungsempfehlung auf der Packung angegeben.

Kapseln: Kapseln sind eine bequeme Möglichkeit, Heilpflanzen einzunehmen. In der Regel werden hierfür getrocknete Pflanzenbestandteile zu Pulver zermahlen und in Kapseln abgefüllt. Die Dosierung hängt auch hier von der Art der Pflanze und dem Beschwerdebild ab. Es empfiehlt sich, die Packungsbeilage zu lesen und sich an die dort angegebene Dosierung zu halten.

Salben und Cremes: Für die äußerliche Anwendung eignen sich Salben und Cremes. Hierfür werden die Heilpflanzenbestandteile meist in einer Basis aus Ölen oder Fetten eingearbeitet. Die Dosierung hängt hier von der Art der Pflanze und dem Beschwerdebild ab. Die Salben und Cremes sollten je nach Anwendungsgebiet dünn auf die betroffenen Stellen aufgetragen werden.

Umschläge: Für Umschläge werden meist getrocknete Heilpflanzen verwendet, die in heißem Wasser aufgekocht und anschließend auf ein Tuch aufgetragen werden. Der Umschlag wird dann auf die betroffene Stelle gelegt und mit einem Handtuch oder Verband fixiert. Die Dauer und Häufigkeit der Anwendung hängt dabei vom Krankheitsbild ab.

Sirup: Ein Sirup wird aus einem Extrakt oder einer Tinktur und Zucker oder Honig hergestellt und dient der inneren Anwendung. Hierfür wird der Extrakt oder die Tinktur mit Zucker oder Honig erhitzt und bis zur gewünschten Konsistenz eingedickt. Sirupe können direkt eingenommen oder in Tee oder Wasser verdünnt werden.

Öl: Ein Öl wird durch Ausziehen der Pflanzenstoffe in einem Öl hergestellt und dient der äußerlichen Anwendung. Hierfür werden getrocknete oder frische Pflanzenteile in einem pflanzlichen Öl wie Olivenöl oder Mandelöl eingelegt und für mehrere Wochen ziehen gelassen. Anschließend wird das Öl abgefiltert und in dunklen Flaschen aufbewahrt. Öle können als Massageöl oder für Kompressen verwendet werden.

Pulver: Einige Heilpflanzen können auch als Pulver eingenommen werden. Hierfür werden die getrockneten Pflanzenbestandteile zerkleinert und zu einem feinen Pulver vermahlen. Das Pulver kann dann mit Wasser oder Saft eingenommen werden.

Kräuterbäder: Kräuterbäder sind eine beliebte Methode in der Naturheilkunde zur äußerlichen Anwendung von Heilpflanzen. Die Anwendung von Kräuterbädern ist einfach und unkompliziert, sie können bei verschiedenen Beschwerden wie zum Beispiel Muskelverspannungen, Hautproblemen oder Erkältungen helfen. Im Folgenden werden die Schritte erklärt, um ein Kräuterbad herzustellen.

Auswahl der Kräuter: Es ist wichtig, die richtigen Kräuter für das gewünschte Ergebnis auszuwählen. Beispielsweise können Kamille oder Lavendel beruhigend wirken, während Rosmarin oder Eukalyptus anregend sind. Auch Kräuter wie Thymian oder Salbei haben eine antibakterielle und entzündungshemmende Wirkung, die bei Hautproblemen wie Schuppenflechte oder Neurodermitis helfen kann.

Vorbereitung der Kräuter: Die Kräuter können frisch oder getrocknet verwendet werden. Frische Kräuter sollten gewaschen und gehackt werden, während getrocknete Kräuter einfach verwendet werden können. Es ist wichtig, die richtige Menge an Kräutern zu verwenden, um das gewünschte Ergebnis zu erzielen. In der Regel werden etwa 50-100 Gramm Kräuter auf 10 Liter Wasser verwendet.

Herstellung des Badezusatzes: Die Kräuter können entweder direkt ins Badewasser gegeben werden oder als Teeaufguss zubereitet werden. Für einen Teeaufguss werden die Kräuter in einem Topf mit Wasser zum Kochen gebracht und dann für etwa 10 Minuten bei schwacher Hitze gekocht. Bedenken Sie: Zu große Hitze kann die Inhaltsstoffe zerstören.

Der Aufguss sollte dann abgekühlt und durch ein Sieb gegossen werden, um die Kräuterreste zu entfernen. Der Badezusatz kann auch mit ätherischen Ölen oder anderen natürlichen Zutaten wie Meersalz oder Milch angereichert werden.

Vorbereitung des Badezimmers: Das Bad sollte sauber sein und die richtige Temperatur haben, um Entspannung und Wohlbefinden zu fördern. Es wird empfohlen, das Badewasser auf eine Temperatur von 37-38 Grad Celsius zu erwärmen, um die Durchblutung zu fördern und den Körper zu entspannen.

Anwendung des Kräuterbads: Der Badezusatz wird dem Badewasser hinzugefügt und gut umgerührt. Es wird empfohlen, das Bad für etwa 15-20 Minuten zu nehmen, um die volle Wirkung der Kräuter zu spüren. Während des Bads kann der Körper massiert oder gepeelt werden, um die Entgiftung des Körpers zu fördern.

Nachbereitung: Nach dem Kräuterbad sollte der Körper sanft abgetrocknet werden. Es ist auch wichtig, genügend Wasser zu trinken, um den Körper zu hydratisieren.

Insgesamt sind Kräuterbäder eine einfache und effektive Möglichkeit, Heilpflanzen äußerlich anzuwenden. Es ist jedoch wichtig, die richtigen Kräuter für das gewünschte Ergebnis auszuwählen und die Anweisungen sorgfältig zu befolgen, um negative Auswirkungen zu verhindern.

Ernährung bei Psoriasis

Zusammenhang zwischen Ernährung und Psoriasis

Es besteht ein enger Zusammenhang zwischen Ernährung und Psoriasis. Obwohl Psoriasis eine komplexe Erkrankung ist und verschiedene Faktoren, einschließlich genetischer und umweltbedingter Faktoren, eine Rolle spielen, können bestimmte Lebensmittel Entzündungen im Körper fördern oder reduzieren, die die Schwere und Häufigkeit von Psoriasis-Symptomen beeinflussen können.

Positiver Einfluss der Ernährung auf Psoriasis:

Entzündungshemmende Lebensmittel: Lebensmittel, die entzündungshemmende Eigenschaften haben, können dazu beitragen, Entzündungen im Körper zu reduzieren, was ein wichtiger Faktor bei der Psoriasis-Behandlung ist. Dazu gehören Omega-3-Fettsäuren, die in fettem Fisch, Leinsamen, Walnüssen und Chiasamen enthalten sind, sowie Antioxidantien, die in Obst, Gemüse und Nüssen enthalten sind.

Ballaststoffreiche Lebensmittel: Eine ballaststoffreiche Ernährung kann dazu beitragen, die Darmgesundheit zu verbessern und das Immunsystem zu stärken. Lebensmittel wie Vollkornprodukte, Obst und Gemüse, Hülsenfrüchte und Nüsse sind gute Ballaststoffquellen.

Probiotika: Eine gesunde Darmflora kann dazu beitragen, Entzündungen im Körper zu reduzieren und das Immunsystem zu stärken. Probiotika, die in fermentierten Lebensmitteln wie Joghurt, Kefir, Sauerkraut und Kimchi enthalten sind, können dabei helfen, die Darmgesundheit zu verbessern.

Vitamin D: Vitamin D ist wichtig für das Immunsystem und kann helfen, Entzündungen im Körper zu reduzieren. Es kann durch Sonnenexposition und den Verzehr von fettreichem Fisch, Eiern und angereicherten Lebensmitteln aufgenommen werden.

Negativer Einfluss der Ernährung auf Psoriasis:

Lebensmittel, die Entzündungen fördern: Bestimmte Lebensmittel können Entzündungen im Körper fördern, einschließlich verarbeiteter Lebensmittel, raffinierter Kohlenhydrate, Zucker und gesättigter Fette. Diese Lebensmittel sollten möglichst in geringen in Maßen konsumiert werden.

Alkohol: Alkohol kann die Entzündungen im Körper fördern und das Immunsystem schwächen. Es kann auch die Wirkung von Medikamenten zur Behandlung von Psoriasis beeinträchtigen.

Zitrusfrüchte: Einige Menschen mit Psoriasis berichten von einer Verschlechterung ihrer Symptome nach dem Verzehr von Zitrusfrüchten. Dies könnte aufgrund der Säure oder anderen Verbindungen in diesen Früchten sein.

Gluten: Einige Menschen mit Psoriasis haben eine Glutenunverträglichkeit oder Zöliakie. Eine glutenfreie Ernährung kann dazu beitragen, Symptome zu verbessern.

Auf jeden Fall zeigt sich eine ausgewogene und gesunde Ernährung als besonders hilfreich, wenn man die Schuppenflechte erfolgreich behandeln möchte. Tun Sie sich selbst einen Gefallen und ernähren Sie sich auch dementsprechend.

Anti-entzündliche Ernährung

Eine entzündungshemmende oder auch anti-inflammatorische Ernährung kann helfen, Entzündungen im Körper zu reduzieren und somit auch Symptome von chronischen Erkrankungen wie Psoriasis zu lindern. Im Folgenden sind einige Tipps für eine anti-inflammatorische Ernährung aufgelistet:

Reichlich Gemüse und Obst: Bunte Gemüsesorten wie grünes Blattgemüse, Tomaten, Paprika, Brokkoli und Beeren enthalten viele Antioxidantien und Phytonährstoffe, die entzündungshemmend wirken können. Versuche, täglich mindestens fünf Portionen Gemüse und Obst zu essen.

Gesunde Fette: Ungesättigte Fettsäuren wie Omega-3-Fettsäuren, die in Fisch, Nüssen, Samen und pflanzlichen Ölen wie Oliven- und Rapsöl enthalten sind, haben entzündungshemmende Eigenschaften. Vermeide gesättigte Fette und Transfette, die entzündungsfördernd sein können.

Vollkornprodukte: Beliebte Vollkornprodukte wie Vollkornbrot, -reis und -nudeln enthalten Ballaststoffe und komplexe Kohlenhydrate, die den Blutzuckerspiegel stabilisieren und Entzündungen reduzieren können.

Hülsenfrüchte: Hülsenfrüchte wie Linsen, Bohnen und Kichererbsen sind reich an Ballaststoffen, Eiweiß und enthalten viele Nährstoffe. Sie können auch dazu beitragen, Entzündungen zu reduzieren.

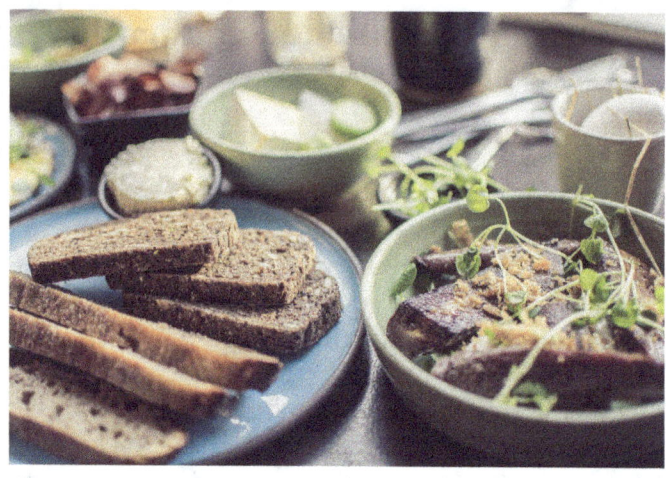

Gewürze: Gewürze wie Kurkuma, Ingwer, Knoblauch und Zimt haben entzündungshemmende Eigenschaften und können helfen, Entzündungen im Körper zu reduzieren.

Vermeidung von Zucker und verarbeiteten Lebensmitteln: Zucker und verarbeitete Lebensmittel können Entzündungen im Körper verstärken und sollten daher vermieden werden. Diese stehen zudem auch mit anderen Erkrankungen in Verbindung, so dass Sie sich mit der Vermeidung generell einen großen Gefallen tun.

Wenig Alkohol und Koffein: Alkohol und Koffein können Entzündungen im Körper fördern und sollten daher nur in Maßen konsumiert werden. Kaffee und alkoholische Getränke werden auch mit einer Austrocknung der Haut in Verbindung gebracht.

Eine anti-inflammatorische Ernährung kann dazu beitragen, Entzündungen im Körper zu reduzieren und somit auch Symptome von Psoriasis zu lindern. Allerdings sollte diese Ernährungsweise nicht als alleinige Behandlung angesehen werden, sondern in Kombination mit anderen Maßnahmen wie Medikamenten und natürlichen Heilmitteln eingesetzt werden.

Es ist auch wichtig, individuelle Nahrungsmittelunverträglichkeiten zu berücksichtigen und gegebenenfalls auf bestimmte Lebensmittel zu verzichten. Eine ausgewogene Ernährung, die auf die individuellen Bedürfnisse abgestimmt ist, kann dabei helfen, Psoriasis-Symptome zu lindern und das allgemeine Wohlbefinden zu verbessern.

Lebensmittel, die Psoriasis verschlimmern können

Es gibt einige Lebensmittel, die bei Menschen mit Psoriasis zu einer Verschlimmerung der Symptome führen können. Diese Lebensmittel sind jedoch nicht für jeden Menschen mit Psoriasis gleich, da jeder Körper anders auf Nahrungsmittel reagiert. Es kann daher hilfreich sein, ein Ernährungstagebuch zu führen, um dadurch festzustellen, welche Lebensmittel bei Ihnen persönlich eine Verschlimmerung der Symptome verursachen.

Einige Lebensmittel, die bei vielen Menschen mit Psoriasis bekanntermaßen problematisch sein können, sind:

Milchprodukte: Einige Menschen mit Psoriasis berichten, dass Milchprodukte (z.B. Milch, Käse) ihre Symptome verschlimmern können. Es wird angenommen, dass dies auf den hohen Gehalt an gesättigten Fettsäuren in Milchprodukten zurückzuführen ist, die Entzündungen fördern können.

Rotes Fleisch: Rotes Fleisch (z.B. Rind, Schwein) enthält hohe Mengen an Arachidonsäure, einer Fettsäure, die Entzündungen fördern kann. Menschen mit Psoriasis haben oft höhere Spiegel von Arachidonsäure in ihrem Körper, was zu einer Verschlimmerung der Symptome beitragen kann.

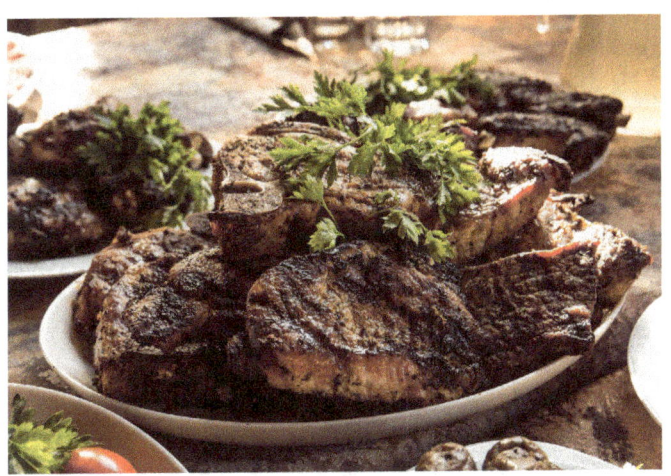

Glutenhaltige Lebensmittel: Gluten ist ein Protein, das in Weizen, Gerste, Roggen und einigen anderen Getreidesorten vorkommt. Menschen mit Zöliakie (einer Autoimmunerkrankung, die durch Glutenunverträglichkeit verursacht wird) haben ein erhöhtes Risiko für Psoriasis und umgekehrt. Es wird angenommen, dass Gluten bei einigen Menschen mit Psoriasis Entzündungen fördern kann, die die Symptome verschlimmern.

Alkohol: Alkohol kann die Symptome von Psoriasis verschlimmern, da er entzündungsfördernde Wirkungen im Körper hat. Auch kann der Konsum von alkoholischen Getränken die Austrocknung der Haut fördern. Zudem können einige Arzneimittel, die zur Behandlung von Psoriasis eingesetzt werden, den Alkoholkonsum einschränken oder sogar ganz verbieten.

Koffein und Gewürze: Koffein und bestimmte Gewürze (z.B. Paprika) können die Symptome von Psoriasis verschlimmern, indem sie die Entzündungen im Körper anheizen.

Shrimps und Meeresfrüchte: Shrimps gehören zu den Meeresfrüchten, die bei manchen Menschen allergische Reaktionen auslösen können. Eine allergische Reaktion kann wiederum die Psoriasis verschlimmern oder auslösen. Außerdem sind Meeresfrüchte wie Shrimps oft reich an Jod, was bei manchen Menschen zu Schilddrüsenproblemen führen kann, die wiederum mit Psoriasis in Verbindung gebracht werden können.

Es ist auch wichtig zu beachten, dass einige Lebensmitteltriggern bei einigen Menschen mit Psoriasis individuell sein können. Wenn Sie den Verdacht haben, dass bestimmte Lebensmittel Ihre Symptome verschlimmern, kann es hilfreich sein, sie aus Ihrer Ernährung zu eliminieren und zu sehen, ob dies eine Verbesserung bewirkt.

Es ist auch ratsam, sich an eine ausgewogene Ernährung zu halten und auf eine ausreichende Zufuhr von Obst, Gemüse und Vollkornprodukten zu achten. Diese Lebensmittel sind reich an Antioxidantien und anderen Nährstoffen, die Entzündungen im Körper reduzieren können.

Hautpflege bei Psoriasis

Hautpflege bei Psoriasis

Die richtige Hautpflege ist ein wichtiger Bestandteil der Behandlung von Psoriasis. Durch die regelmäßige Anwendung von geeigneten Pflegeprodukten kann die Haut beruhigt, gereinigt und mit Feuchtigkeit versorgt werden. Es gibt verschiedene Optionen für die Hautpflege bei Psoriasis, darunter Cremes, Salben, Lotionen, Bäder und Öle. Da jeder Mensch anders reagiert, ist es ratsam, verschiedene Strategien nacheinander auszuprobieren, um so für sich selbst die passende Art und Weise der Hautpflege zu finden.

Eine gute Feuchtigkeitsversorgung der Haut ist sehr wichtig, um die Symptome der Psoriasis zu lindern. Verwenden Sie Cremes oder Salben, die auf die betroffenen Stellen aufgetragen werden können, um die Feuchtigkeit der Haut zu bewahren und damit Juckreiz und Schuppenbildung zu reduzieren. Inhaltsstoffe wie Harnstoff (Urea), Glycerin, Lanolin und Petrolatum sind sehr effektiv bei der Befeuchtung der Haut.

Salicylsäure ist ein weiterer Inhaltsstoff, der bei der Behandlung von Psoriasis hilfreich sein kann, da er Schuppenbildung reduziert. Salicylsäure-haltige Produkte können auf die betroffenen Stellen aufgetragen werden, um die Schuppenbildung zu reduzieren. Es ist jedoch wichtig, diese Produkte nicht auf gesunder Haut aufzutragen, da sie zu Trockenheit und Irritationen führen können.

Eine andere Möglichkeit zur Behandlung von Psoriasis ist die Verwendung von Bädern und Ölen. Bäder mit Haferflocken, Meersalz oder Bittersalz können helfen, die Haut zu beruhigen und Juckreiz dadurch deutlich zu reduzieren. Es ist jedoch wichtig, dass das Wasser nicht zu heiß ist, da heißes Wasser die Haut austrocknen kann. Öle wie Kokosöl, Jojobaöl oder Nachtkerzenöl können ebenfalls helfen, die Haut zu beruhigen und zu befeuchten.

Es ist auch wichtig, bei der Hautpflege bei Psoriasis einige Dinge zu vermeiden. Verwenden Sie keine aggressiven oder stark parfümierten Seifen oder Reinigungsmittel, die die Haut austrocknen können. Vermeiden Sie auch scharfe Schwämme oder Bürsten, die die Haut reizen können. Vermeiden Sie auch Produkte mit Alkohol oder Duftstoffen, da diese die Haut reizen können.

Insgesamt ist eine gute Hautpflege ein wichtiger Teil der Behandlung von Psoriasis. Eine regelmäßige Anwendung von geeigneten Pflegeprodukten kann dazu beitragen, die Symptome der Psoriasis zu lindern und die Haut gesund zu halten. Sprechen Sie mit einem Arzt oder Dermatologen, um herauszufinden, welche Produkte für Ihre spezifischen Symptome am besten geeignet sind.

Bei der Hautpflege bei Schuppenflechte gibt es einige Tipps und Empfehlungen, die dabei helfen können, den Zustand der Haut zu verbessern und den Juckreiz zu lindern. Kurz zusammengefasst sollte man sich daran halten:

Feuchtigkeitsspendende Cremes verwenden:
Die Haut bei Schuppenflechte ist oft sehr trocken und schuppig, daher ist es auch sehr wichtig, regelmäßig feuchtigkeitsspendende Cremes oder Salben aufzutragen, um die Haut zu pflegen und den Juckreiz zu lindern. Hierbei können auch Präparate mit Harnstoff oder Salicylsäure hilfreich sein.

Vermeiden von Reizstoffen: Es ist wichtig, Hautreizstoffe wie scharfe Reinigungsmittel, Parfüms oder aggressive Hautpflegeprodukte zu vermeiden, da sie die Haut nur noch weiter irritieren und den Zustand verschlimmern können. Produkte die Alkohol enthalten sollten sie ebenfalls möglichst meiden.

Baden oder Duschen in lauwarmem Wasser:
Zu heißes Wasser kann die Haut zusätzlich reizen und austrocknen. Daher ist es empfehlenswert, in lauwarmem Wasser zu baden oder zu duschen und darauf zu achten, die Haut danach sanft abzutupfen und nicht zu rubbeln.

Verwendung von milden und sanften Reinigungsprodukten: Verwenden Sie milde Reinigungsprodukte, um die Haut zu schonen. Achten Sie darauf, dass sie keine aggressiven Inhaltsstoffe enthalten, die die Haut weiter reizen können.

Vermeiden von Kratzern: Es kann schwer sein, aber Kratzen kann die Haut weiter reizen und den Zustand der Schuppenflechte verschlechtern. Versuchen Sie stattdessen, die Haut sanft zu berühren oder tupfen Sie sie vorsichtig ab.

Feuchte Umschläge: Feuchte Umschläge können helfen, den Juckreiz zu lindern und die Entzündung zu reduzieren. Verwenden Sie dazu ein sauberes Tuch, das in lauwarmem Wasser oder einer Lösung aus Haferflocken eingeweicht wurde, und legen Sie es auf die betroffenen Stellen auf.

Kälte anwenden: Bei akuten Schüben kann auch das Anwenden von Kälte, z.B. mit einem kühlen Tuch oder einer Kühlpackung, helfen, den Juckreiz und die Entzündung zu lindern.

Insgesamt ist es bei der Hautpflege bei Schuppenflechte wichtig, auf sanfte und schonende Produkte zu achten und irritierende Faktoren zu vermeiden, um die Haut so gut wie möglich zu pflegen und den Juckreiz zu lindern. Es kann auch hilfreich sein, mit einem Dermatologen zusammenzuarbeiten, um eine individuelle Behandlung zu planen und die Pflege optimal zu gestalten.

Natürliche Hautpflegeprodukte

Bei Psoriasis kann die richtige Hautpflege einen großen Unterschied machen, um die Symptome zu lindern und die Hautgesundheit zu verbessern. Hier sind einige natürliche Hautpflegeprodukte, die bei Psoriasis hilfreich sein können:

Kokosöl: Kokosöl ist eine ausgezeichnete Feuchtigkeitscreme und kann bei der Linderung von Entzündungen und Rötungen der Haut helfen. Es enthält auch Laurinsäure, die antibakterielle und antimikrobielle Eigenschaften hat.

Aloe Vera: Aloe Vera ist bekannt für seine beruhigenden und heilenden Eigenschaften. Es kann dazu beitragen, Entzündungen zu reduzieren, die Haut zu beruhigen und das Wachstum neuer Hautzellen zu fördern.

Nachtkerzenöl: Nachtkerzenöl enthält Gamma-Linolensäure, eine essentielle Fettsäure, die bei der Behandlung von Psoriasis helfen kann. Es kann dazu beitragen, Entzündungen zu reduzieren und die Hautfeuchtigkeit zu erhöhen.

Jojobaöl: Jojobaöl ist ein leichtes Öl, das schnell in die Haut einzieht und nicht fettig ist. Es kann bei der Linderung von Entzündungen und Juckreiz helfen, sowie dazu beitragen, die Haut zu hydratisieren.

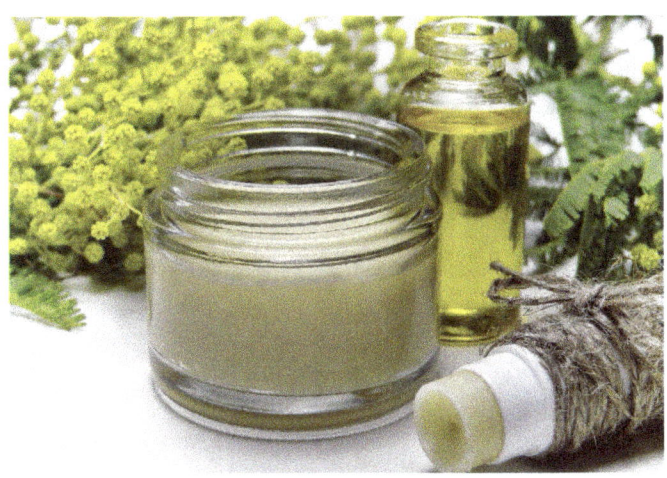

Sheabutter: Sheabutter ist reich an hilfreichen Fettsäuren und hat zudem auch entzündungshemmende Eigenschaften. Sie kann dazu beitragen, die Haut zu beruhigen und sie mit ausreichend Feuchtigkeit zu versorgen.

Honig: Honig ist ein natürliches Antiseptikum und hat antibakterielle Eigenschaften. Es kann helfen, Entzündungen zu reduzieren und die Haut zu beruhigen. Dazu können Sie beispielsweise eine Honig-Maske, einen Honig-Balsam, Honig-Öl, eine Honig-Seife oder auch ein Honig-Bad machen.

Haferflocken: Haferflocken können dazu beitragen, Juckreiz und Rötungen zu reduzieren und die Haut zu beruhigen. Sie können in Form von Bädern oder als Zutat in Cremes und Lotionen verwendet werden.

Es ist wichtig, natürliche Hautpflegeprodukte zu wählen, die keine reizenden Inhaltsstoffe enthalten, wie Parabene, Duftstoffe und künstliche Farbstoffe. Es ist auch ratsam, vor der Anwendung neuer Produkte einen Allergietest durchzuführen, um sicherzustellen, dass Sie nicht allergisch auf einen der Inhaltsstoffe reagieren.

Psoriasis und alternative Medizin

Akupunktur bei Psoriasis

Akupunktur ist eine traditionelle chinesische Heilmethode, bei der feine Nadeln an bestimmten Punkten auf der Haut platziert werden, um Schmerzen und andere Symptome zu lindern. Sie basiert auf der Vorstellung, dass der Körper von Energiebahnen, den sogenannten Meridianen, durchzogen wird, auf denen die Lebensenergie (Qi) fließt. Ist dieser Fluss gestört, kann es zu körperlichen oder seelischen Beschwerden kommen.

Durch das Setzen von Nadeln an bestimmten Akupunkturpunkten entlang der Meridiane soll der Energiefluss im Körper wieder ins Gleichgewicht gebracht werden. Die Nadeln werden dabei sanft und schmerzfrei in die Haut gestochen und verbleiben meist für 20 bis 30 Minuten an Ort und Stelle.

Moderne Forschungsergebnisse legen nahe, dass Akupunktur verschiedene Wirkungen auf den Körper hat, darunter die Freisetzung von schmerzlindernden und entzündungshemmenden Hormonen wie Endorphinen und Cortisol. Auch die Durchblutung und der Stoffwechsel des Menschen können durch Akupunktur angeregt werden.

Es wird weithin angenommen, dass die Akupunktur bei der Behandlung von Psoriasis helfen kann, indem es den Energiefluss im Körper ausgleicht und das Immunsystem reguliert.

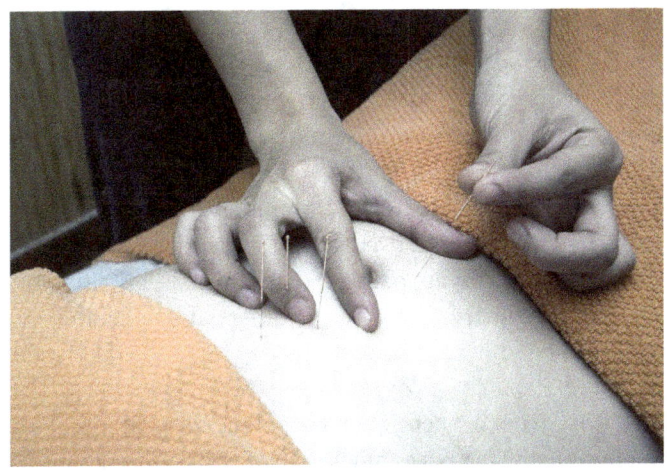

Es gibt verschiedene Ansätze zur Verwendung von Akupunktur bei Psoriasis. Ein Ansatz besteht darin, die Nadeln an spezifischen Akupunkturpunkten zu platzieren, die mit der Haut und dem Immunsystem verbunden sind. Dies kann dazu beitragen, den Energiefluss im Körper auszugleichen und das Immunsystem zu stärken, um Entzündungen und andere Symptome der Schuppenflechte damit deutlich zu reduzieren.

Ein weiterer Ansatz ist die Verwendung von Elektroakupunktur, bei der die Nadeln mit einer schwachen elektrischen Ladung versehen werden, um die Wirkung zu verstärken. Dies kann helfen, Schmerzen und Entzündungen zu reduzieren, indem es die Freisetzung von Endorphinen und anderen natürlichen Schmerzmitteln im Körper fördert.

Studien zur Wirksamkeit von Akupunktur bei Psoriasis sind begrenzt, aber einige Untersuchungen deuten darauf hin, dass es eine positive Wirkung haben kann. Eine Studie aus dem Jahr 2014 ergab, dass Akupunktur bei Patienten mit mittelschwerer bis schwerer Psoriasis die Hautsymptome verbessern und die Lebensqualität erhöhen konnte. Eine andere Studie aus dem Jahr 2018 ergab, dass Akupunktur bei Patienten mit Psoriasis-Arthritis die Entzündung und Schmerzen reduzieren konnte.

Es ist jedoch wichtig zu beachten, dass Akupunktur allein möglicherweise nicht ausreicht, um Psoriasis vollständig zu behandeln. Es sollte immer als Teil eines umfassenderen Behandlungsplans betrachtet werden, der auch Änderungen des Lebensstils, Ernährung und andere Behandlungsmöglichkeiten umfasst.

Es ist auch wichtig sicherzustellen, dass Akupunktur von einem qualifizierten Akupunkteur durchgeführt wird, der über ausreichende Erfahrung und Kenntnisse verfügt, um die spezifischen Bedürfnisse von Psoriasis-Patienten zu berücksichtigen. Darüber hinaus sollten Psoriasis-Patienten vor Beginn der Akupunkturbehandlung ihren Arzt konsultieren, um sicherzustellen, dass diese Behandlung sicher und geeignet für sie ist.

Homöopathie bei Psoriasis

Die Homöopathie ist eine Form der alternativen Medizin, die auf der grundlegenden Idee beruht, dass der Körper die Fähigkeit hat, sich selbst zu heilen, indem man ihn bzw. das menschliche Immunsystem entsprechend stimuliert.

Die Homöopathie geht dabei davon aus, dass bestimmte Substanzen, die bei gesunden Menschen bestimmte Symptome hervorrufen, in sehr geringen Dosen verwendet werden können, um ähnliche Symptome bei kranken Menschen zu behandeln. Diese Substanzen werden als homöopathische Mittel bzw. Globuli bezeichnet und sind in der Regel auf pflanzlicher, tierischer oder mineralischer Basis hergestellt.

Bei der Behandlung von Psoriasis mit Homöopathie geht es darum, das Immunsystem des Körpers zu stärken und Entzündungen zu reduzieren. Die Auswahl des richtigen homöopathischen Mittels hängt von den individuellen Symptomen des Patienten ab. Ein homöopathischer Arzt bzw. Heilpraktiker wird eine ausführliche Anamnese durchführen, um das passende Mittel zu finden.

Einige der gängigen homöopathischen Mittel, die bei der Behandlung von Psoriasis eingesetzt werden können, sind:

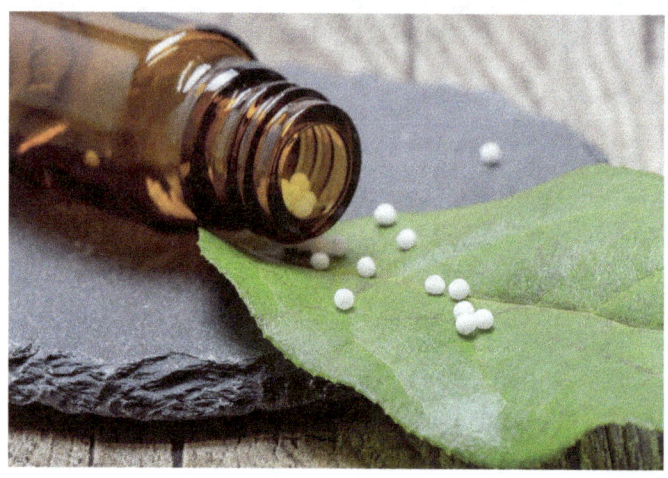

Arsenicum album: Arsenicum album ist eine homöopathische Arznei, die bei Psoriasis eingesetzt werden kann. Arsenicum album ist eine Substanz, die aus metallischem Arsen hergestellt wird. Es wird angenommen, dass Arsenicum album bei Psoriasis hilfreich sein kann, da es entzündungshemmende Eigenschaften hat und das Immunsystem ausgleichen kann. Ein homöopathischer Arzt wird eine umfassende Untersuchung durchführen, um das richtige Potenzmittel und die richtige Dosierung für den Patienten zu bestimmen.

Die Anwendung von Arsenicum album bei Psoriasis kann dazu beitragen, Entzündungen und Juckreiz zu lindern, die Haut zu beruhigen und das Immunsystem zu unterstützen. Es kann auch bei anderen mit Psoriasis verbundenen Symptomen wie Angstzuständen und Schlaflosigkeit helfen.

Graphites: Graphites ist ein homöopathisches Mittel, das aus reiner Kohlenstoffform hergestellt wird. Es wird in der Homöopathie bei verschiedenen Hauterkrankungen, einschließlich Psoriasis, eingesetzt. Die Anwendung von Graphites bei Psoriasis erfolgt in der Regel auf der Grundlage der individuellen Symptome des Patienten. Typische Symptome, die auf eine Anwendung von Graphites hinweisen können, sind trockene und rissige Haut, die rau und schuppig wird. Die Haut kann auch jucken und schmerzen, und es kann zu Rissen und Blutungen kommen.

Graphites wird in der Regel als Hochpotenz, wie 30C oder 200C, verabreicht. Es wird normalerweise empfohlen, das Mittel unter der Anleitung eines qualifizierten Homöopathen einzunehmen, da die Dosierung und die Anwendungsdauer von Person zu Person variieren können.

Petroleum: Petroleum wird in der Homöopathie bei Psoriasis verwendet, wenn die betroffene Haut trocken, rissig und juckend ist. Es wird auch empfohlen, wenn sich die Symptome bei trockenem Wetter verschlimmern oder wenn die Haut durch Berührung oder Reibung gereizt wird.

In der homöopathischen Anwendung wird Petroleum in potenzierten Formen eingenommen. Die empfohlene Potenz und Dosierung hängen von der Schwere der Psoriasis ab und sollten von einem erfahrenen Homöopathen verschrieben werden.

Petroleum wird auch äußerlich angewendet, indem eine Creme oder Salbe auf die betroffene Haut aufgetragen wird. Es wird empfohlen, die Creme oder Salbe regelmäßig und über einen längeren Zeitraum anzuwenden, um eine Wirkung zu erzielen.

Die Wirksamkeit der Homöopathie bei Psoriasis ist umstritten und es gibt keine wissenschaftlichen Studien, die ihre Wirksamkeit belegen. Einige Patienten berichten jedoch von einer Linderung ihrer Symptome durch die Homöopathie.

Es ist wichtig zu beachten, dass die Homöopathie keine Alternative zur konventionellen medizinischen Behandlung von Psoriasis ist. Es sollte immer mit einem Arzt abgestimmt werden, ob eine homöopathische Behandlung in Kombination mit einer konventionellen Behandlung sinnvoll ist.

Schüssler-Salze bei Psoriasis

Die Schüssler-Salze, benannt nach ihrem Entdecker Dr. Wilhelm Heinrich Schüßler, sind homöopathische Präparate, die aus mineralischen Salzen bestehen. Die Idee dahinter ist, dass der Körper durch einen Mangel an bestimmten Mineralstoffen aus dem Gleichgewicht gerät und dadurch verschiedene Krankheiten und Beschwerden entstehen können. Durch die Einnahme von Schüssler-Salzen soll der Mineralstoffmangel ausgeglichen und somit das Gleichgewicht im Körper wiederhergestellt werden.

Die Wirkungsweise der Schüssler-Salze beruht auf der Annahme, dass die Mineralstoffe in einer bestimmten Verdünnung die Selbstheilungskräfte des Körpers aktivieren und stärken können. Die Salze werden in der Regel in Form von Tabletten eingenommen und im Mund zergehen gelassen. Sie sollen schnell vom Körper aufgenommen und verarbeitet werden.

Bei der Anwendung von Schüssler-Salzen bei Psoriasis werden in der Regel die Salze Nr. 3 (Ferrum phosphoricum), Nr. 8 (Natrium chloratum), Nr. 9 (Natrium phosphoricum) und Nr. 11 (Silicea) empfohlen. Diese Salze sollen helfen, Entzündungen zu lindern, das Immunsystem zu stärken und den Mineralstoffhaushalt im Körper auszugleichen.

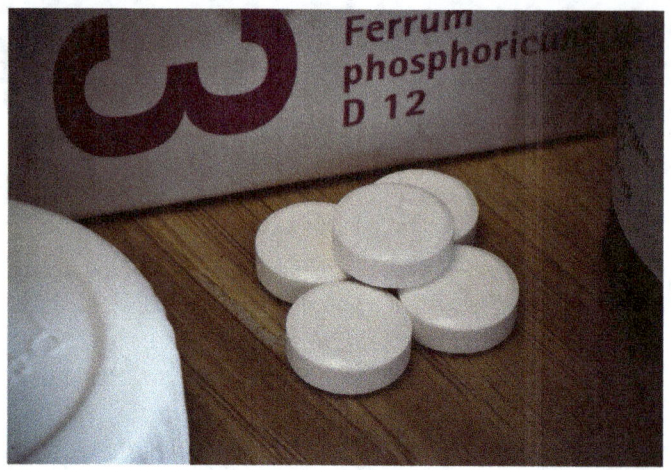

Die Dosierung und Dauer der Anwendung der Schüssler-Salze sollten jedoch immer individuell auf den Patienten abgestimmt werden und in Absprache mit einem homöopathischen Arzt oder Therapeuten erfolgen. Es ist auch wichtig zu beachten, dass die Schüssler-Salze keine alleinige Therapie für Psoriasis darstellen sollten, sondern in Kombination mit einer ganzheitlichen Behandlung eingesetzt werden sollten.

Bachblüten-Therapie bei Psoriasis

Die Bachblüten-Therapie wurde in den 1930er Jahren von dem englischen Arzt Dr. Edward Bach entwickelt. Die Idee hinter dieser Therapie ist, dass jeder Krankheit eine emotionale Ursache zugrunde liegt. Durch Verwendung bestimmter Blüten soll das emotionale Gleichgewicht wiederhergestellt werden, was letztendlich zu einer Verbesserung der körperlichen Symptome führen soll.

Bei Psoriasis können verschiedene emotionale Ursachen zugrunde liegen, wie zum Beispiel Stress, Angst oder auch eine negative Selbstwahrnehmung aufgrund der sichtbaren Symptome der Krankheit. Die Bachblüten-Therapie kann bei der Bewältigung dieser emotionalen Ursachen helfen und somit auch die Symptome der Psoriasis lindern.

Ein Beispiel für eine Bachblüte, die bei Psoriasis eingesetzt werden kann, ist die Bachblüte „Crab Apple". Diese Blüte soll dabei helfen, ein positives Körpergefühl zu entwickeln und das Selbstbild zu verbessern, was insbesondere bei Psoriasis-Patienten wichtig sein kann, da die sichtbaren Symptome oft zu einem negativen Selbstbild führen können.

Weitere Bachblüten, die bei Psoriasis eingesetzt werden können, sind „Cherry Plum" zur Unterstützung bei Angst und Stress, „Rock Rose" bei traumatischen Erlebnissen und „Impatiens" bei Ungeduld und Reizbarkeit.

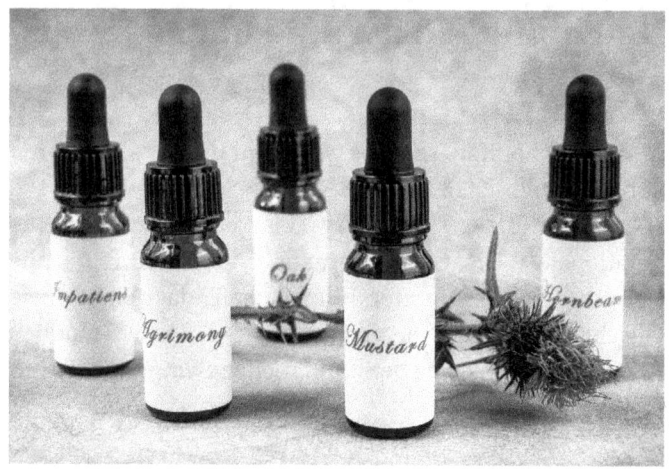

Es ist jedoch wichtig zu beachten, dass die Bachblüten-Therapie nicht als alleinige Behandlung bei Psoriasis eingesetzt werden sollte, sondern als Ergänzung zu anderen Therapien. Es ist ratsam, sich von einem erfahrenen Therapeuten beraten zu lassen und die Anwendung der Bachblüten-Therapie unter ärztlicher Aufsicht zu beginnen.